Ueber
die chemische Beschaffenheit und die Function der Schilddrüse.

Verfasst

und der

hohen medicinischen Facultät der Universität Zürich

zur

Erlangung der venia legendi

vorgelegt von

Dr. med. et phil. **Adolph Oswald,**

Assistent an der medicinischen Klinik in Zürich.

(Aus dem chemischen Laboratorium der medicinischen Klinik in Zürich.)

Strassburg

Karl J. Trübner

1900.

Inhalt.

I. Einleitung.
II. Ueber die Bindungsweise des Jods in der Schilddrüse.
III. Darstellung des jodhaltigen Eiweisskörpers.
IV. Eigenschaften und Zusammensetzung des Jodeiweisskörpers.
V. Das Nucleoproteid der Schilddrüse.
VI. Wirkung der beiden Eiweisskörper der Schilddrüse auf den thierischen Organismus.
VII. Das Thyreoglobulin des Hammels, des Ochsen und des Kalbes.
VIII. Das Thyreoglobulin aus normalen Schilddrüsen und aus Kröpfen des Menschen.
IX. Spaltungsprodukte des Thyreoglubins und Beziehung desselben zum Jodothyrin.
A. Spaltung durch Pepsinverdauung.
B. Spaltung durch Trypsinverdauung.
C. Spaltung mit verdünnten Säuren.
D. Spaltung mit concentrirten Säuren.
E. Spaltung mit Aetzbaryt.
X. Ueber den Modus der Schilddrüsenfunction.
XI. Schicksal des Thyreoglobulins im thierischen Organismus.
XII. Ueber die Function der Schilddrüse.

I. Einleitung.

Kein anderes Gebiet der Physiologie hat, während einer Reihe von Jahren bis noch vor kurzer Zeit, das Interesse der Forscher so lebhaft in Anspruch genommen wie die Verrichtungen der Schilddrüse. Der Anstoss zu den zahllosen in relativ kurzer Zeit erschienenen Abhandlungen wurde gegeben durch eine im Jahre 1882 von Reverdin und kurz darauf von Kocher gemachte Beobachtung. Diese Autoren haben gezeigt, dass nach der totalen Exstirpation der Schilddrüse ein eigenthümlicher und wohl charakterisirbarer Krankheitszustand auftritt, welcher seitdem unter dem Namen der Cachexia thyreopriva bekannt ist, und welcher grosse Aehnlichkeit hat mit der schon früher beobachteten als Myxödem bezeichneten Affection. Schon beinah dreissig Jahre zuvor hatte Schiff die Entdeckung gemacht, dass Thiere nach der Entfernung der Thyreoidea häufig unter Erscheinungen, die an Tetanus erinnerten, zu Grunde gingen. Diese Beobachtung, welche damals unbeachtet geblieben war und nur theoretisches Interesse erweckt hatte, liess erst die volle Tragweite ihrer Bedeutung ersehen, als Kocher's und Reverdin's Entdeckung die allgemeine Aufmerksamkeit auf sich lenkte.

Die zahlreichen klinischen, experimentellen und therapeutischen Untersuchungen, die alsdann angestellt wurden, haben mit der Zeit das eine sichere Resultat ergeben, nämlich dass die Exstirpation der Schilddrüse allgemeine Stoffwechselstörungen zur Folge hat, und dass der Thyreoidea eine Function zuerkannt werden muss, welche dem normalen Bestehen und der normalen Entwickelung des Thierkörpers unentbehrlich ist. Ueber die Natur dieser Function ist aber bisher nur wenig Positives bekannt geworden, wogegen es allerdings an Muthmaassungen nicht gefehlt hat.

Im Grossen und Ganzen hat sich die Anschauung geltend gemacht, dass die Schilddrüse gewisse Stoffe, die sich im Organismus gleichsam als Schlacken des Stoffwechsels bilden, auf die eine oder die andere Art vernichte. Eine genügende Erklärung des thatsächlichen Sachverhaltes steht aber noch aus; zu einer solchen ist auch das nothwendige experimentelle Material ein noch viel zu geringes.

Beachtenswerth war die Entdeckung, dass die Schilddrüse noch ihre Function auszuüben im Stande ist, wenn sie von ihrer natürlichen Lage entfernt, an einem geeigneten Orte, z. B. in der Peritonealhöhle implantirt wird, ja dass sogar die blosse Aufnahme der zermalmten Schilddrüse per os, d. h. also in letzter Instanz die Resorption der verdauten Drüse durch den Darmtractus, genügt, um die krankhaften Folgeerscheinungen der Schilddrüsenexstirpation hintanzuhalten. Diese Beobachtung, aus welcher hervorgeht, dass die Wirksamkeit der Schilddrüse nicht an die Integrität ihres Gewebes gebunden ist, und die weitere Erkenntniss, dass sogar klare wässerige Extracte noch die Wirksamkeit der Drüse besitzen, liefern den Beweis, dass die Thyreoidea durch Vermittelung eines in ihr vorhandenen und in ihr zur Bildung gelangenden Stoffes chemisch auf den Organismus wirkt.

Es ist daher ein vollkommener Aufschluss über die Rolle der Schilddrüse im thierischen Haushalte von der Klinik oder von der Experimentalphysiologie nicht eher zu erwarten, ehe es nicht der physiologischen Chemie gelungen ist, die specifisch wirksamen Bestandtheile der Drüse zu isoliren und deren Eigenschaften und Zusammensetzung festzustellen.

Die klinischen und experimentellen Erfahrungen, welche auf dem Boden der rohen Empirie gesammelt und vielfach dem Zufall zu verdanken waren, haben eine rationelle d. h. eine chemisch-physiologische Grundlage erhalten, als im Jahre 1895 Baumann die bedeutungsvolle Entdeckung des Vorhandenseins des Jods in der Thyreoidea machte und es ihm darauf gelang, aus der Schilddrüse einen jodhaltigen Körper, das Jodothyrin, zu gewinnen, welchen er mit Recht als Träger der specifischen Wirksamkeit der Thyreoidea angesprochen hat. Die glänzenden Arbeiten Baumann's sind leider in Folge des jähen Todes des Forschers nicht zum vollständigen Abschluss gekommen.

Die Darstellung des Jodothyrins beruht jedoch auf einem ziemlich eingreifenden Spaltungsprocess (mehrstündiges Kochen mit 10%igen Mineralsäuren und Extrahiren des gebildeten Rückstandes mit Alkohol von 90%, wobei das Jodothyrin in letzteren übergeht). Für die Annahme, dass eine so tiefe Spaltung innerhalb der Schilddrüse auf natürlichem Wege zu Stande käme, war kein Anhaltspunkt vorhanden. Auch musste es auffallen, dass das Jodothyrin in der Schilddrüse niemals frei, sondern stets an Eiweisskörper gebunden vorkomme, eine Thatsache, die Baumann noch kurz vor seinem Tode erkannt hatte. Die Natur dieser Eiweisskörper festzustellen, war Baumann nicht mehr vergönnt. Auf Grund einer mehr gelegentlichen Beobachtung glaubte er annehmen zu dürfen, dass das Jodothyrin sowohl an ein Albumin als an ein Globulin gebunden sei, welche er als Thyrojodalbumin bezw. -globulin bezeichnete. Diese Annahme entspricht jedoch, wie meine Versuche zeigen werden, nur zum Theil dem richtigen Thatbestand.

Baumann hatte nämlich das wässerige salzhaltige Organextract mit dem 15fachen Volumen destillirten Wassers verdünnt und in die Lösung Kohlensäure eingeleitet. Dadurch entstand ein flockiger Niederschlag. Das von letzterem getrennte Filtrat gab nach Ansäuern mit Essigsäure beim Kochen eine reichliche Coagulation eines Eiweisskörpers, welchen Baumann für ein Albumin hielt. Beide Niederschläge, das Globulin wie das vermeintliche Albumin, waren jodhaltig.

Die Annahme von zwei jodhaltigen Eiweisskörpern wäre gerechtfertigt, wenn durch das Einleiten von Kohlensäure das Globulin in seiner Gesammtheit niedergeschlagen würde. Dass jedoch bei dieser Behandlung eine vollständige Fällung des Globulins nicht erreicht wird, ist jetzt eine erwiesene Thatsache. Es mussten deshalb über diesen Punkt exactere Versuche angestellt werden.

Ein sehr zuverlässiges, bequemes und zugleich wenig eingreifendes Mittel zur Isolirung der verschiedenen in einem Organe vorhandenen Eiweisskörper bietet uns die Fällbarkeit der letzteren aus ihrer wässerigen Lösung durch Neutralsalze, namentlich Ammonsulfat.

In Anbetracht der von Baumann gemachten Angabe, dass in der Thyreoidea das Jodothyrin an Eiweisskörper gebunden vorkommt, habe ich mir daher zur Aufgabe gemacht, diese Eiweisskörper durch fractionirte Ausfällung mit Ammonsulfat zu isoliren und darauf ihre Zusammensetzung, ihre physiologischen Eigenschaften und ihre Bedeutung sowohl in physiologischer als in pathologischer Hinsicht näher zu untersuchen.

In Betreff der auf die chemische Natur der Schilddrüse bezüglichen früheren Arbeiten verweise ich auf meine frühere in der Zeitschrift für physiologische Chemie[1]) veröffentlichte Abhandlung: «Die Eiweisskörper der Schilddrüse».

II. Ueber die Bindungsweise des Jods in der Schilddrüse.

Baumann[2]) und Drechsel[3]) hatten festgestellt, dass bei der Extraction mit physiologischer Kochsalzlösung die Jodverbindungen der Schilddrüse in die Lösung übergehen; mein erstes Bestreben war daher, zu ermitteln, ob dies der Fall sei für alle in der Schilddrüse vorhandenen jodhaltigen Verbindungen.

Zu diesem Zwecke wurden 99,5 g menschliche Schilddrüse fein zerhackt und in 5 g des gut gemischten Breies das Jod bestimmt. Dasselbe betrug 1,16 mg, der Jodgehalt des gesammten übrigen Breies belief sich daher auf 21,92 mg. Die mit Quarzsand gut verriebene Drüsenmasse wurde nun zu wiederholten Malen unter Zusatz von Thymol mit physiologischer Kochsalzlösung versetzt und jeweilen einige Stunden im Eisschrank stehen gelassen. Die Auszüge wurden eingedampft und im Rückstand die Jodmenge bestimmt.

Nach 10maliger Extraction waren bereits von den im Brei vorhandenen 21,92 mg Jod 17,26 mg aus den wässerigen Lösungen wieder gewonnen. Bedenkt man nun, dass auf diese einfache Weise, trotz wiederholten Zerreibens mit Quarzsand, bei Weitem nicht alle Gewebszellen zertrümmert

1) Bd. XXVII, S. 15.

2) Baumann u. Roos, Zeitschr. f. physiol. Chemie, Bd. XXI, S. 487.

3) Centralbl. f. Physiolog. Bd. IX, S. 704.

werden, somit auch ihren Inhalt nicht an die wässerige Lösung abgeben, so ist die Annahme gerechtfertigt, dass bei vollkommener Zertrümmerung der Zellen alle jodhaltigen Verbindungen durch verdünnte Salzlösungen extrahirt werden. Diese Vermuthung ist übrigens durch eine im Laufe meiner Untersuchungen erschienene Arbeit Tambach's[1]) bekräftigt worden, welcher 97,8% der Jodeiweissverbindungen mit Wasser resp. physiologischer Kochsalzlösung extrahiren konnte. Eine vollständigere Erschöpfung ist, im Hinblick auf die Schwierigkeiten, die sich dem Extrahiren von Organbrei entgegenstellen, überhaupt nicht zu erwarten.

Es galt sodann festzustellen, ob im Drüsenextract sämmtliches Jod in organischer Bindung vorkomme. Zu diesem Zweck wurden die Eiweisskörper aus demselben durch Fällung mit Phosphorwolframsäure entfernt, das Filtrat stark alkalisch gemacht und mit Salpeter eingeäschert. In dem Rückstand war kein Jod nachzuweisen. Das Jod tritt also, entgegen der Meinung Tambach's, nur in organisch gebundener Form auf, Jod in Jodidform ist nicht nachzuweisen.

Sodann stellte ich mir die Frage, ob in dem wässerigen Drüsenextract bloss ein oder mehrere Eiweisskörper vorhanden sind und, wenn letzteres der Fall, ob alle oder nur einer derselben das Jod enthält. Zur Entscheidung dieser Frage wurde, wie bereits bemerkt, das Aussalzungsverfahren mittelst Ammoniumsulfat angewendet.

56 g Hammelschilddrüsen wurden fein zerhackt, mit Glasstaub im Mörser zerrieben, darauf mit 700 ccm. 0,75%iger NaCl-Lösung versetzt und unter Zusatz einiger Tropfen einer alkoholischen Thymollösung 24 Stunden im Eisschranke belassen. Das vom Drüsenbrei getrennte Extract wurde wiederholt auf das gleiche Filter gegossen, bis das Filtrat klar ablief. In diesem letzteren wurden alsdann die Fällungsgrenzen der in der Lösung vorhandenen Eiweisskörper bestimmt.[2])

Es stellte sich heraus, dass bei einer Salzconcentration

---

1) Zeitschr. f. Biolog. N. F. Bd. XXVIII, S. 549.

2) In Betreff des Verfahrens vergl. E. P. Pick, Zeitschrift für physiol. Chemie, Bd. XXIV, S. 246.

von 2,6 Zehntelsättigung ein Eiweisskörper auszufallen beginnt, dessen Fällung vollständig ist bei 4,4 Zehntelsättigung. Da bis zur $^5/_{10}$-, d. h. Halbsättigung kein weiterer Eiweisskörper ausfällt, so kann der Einfachheit halber der erste Eiweisskörper durch Versetzen des wässerigen Extractes mit dem gleichen Volumen gesättigter Ammonsulfatlösung gefällt werden. Wird nun die Salzconcentration weiter erhöht, so fällt ein zweiter Eiweisskörper aus, von dem die untere Fällungsgrenze bei 6,4 Zehntelsättigung, die obere bei 8,2 Zehntelsättigung liegt. Nach der Ausscheidung beider Eiweisskörper zeigt die Extractionsflüssigkeit beim Kochen und nachherigem Zusatz von Essigsäure keine Trübung mehr, gibt auch keine Biuretreaction, ist also eiweissfrei. Der Einfachheit halber kann also der zweite Eiweisskörper aus dem Filtrat des ersten durch Eintragen von Ammonsulfat in Substanz bis zur Sättigung gefällt werden.

Beide Eiweisskörper wurden auf Jod geprüft. Dabei erwies sich der erste als jodhaltig, ausserdem phosphorfrei, der zweite als jodfrei, dagegen phosphorhaltig. Durch diesen Befund war erwiesen, dass die Trennung beider Körper durch Aussalzen mittelst Ammoniumsulfat eine vollständige ist. Beiläufig sei bemerkt, dass die mit Unrecht gegen dieses Trennungsverfahren erhobenen Einwände durch diesen Befund wohl genügend widerlegt werden.

Der erstausgefällte Eiweisskörper, der seiner Menge nach den zweiten weitaus überragt, nahm wegen seines Jodgehaltes unser Interesse besonders in Anspruch, da zu vermuthen war, dass er der Träger der specifischen Eigenschaften der jodhaltigen Substanz der Schilddrüse ist.

III. Darstellung des jodhaltigen Eiweisskörpers.

Eine unerlässliche Bedingung zur Reindarstellung des Eiweisskörpers war die Gewinnung klarer Organextracte. Dieselbe war jedoch mit Schwierigkeiten verbunden, da die Filtrate stets trüb waren.

Nach mannigfachen Vorversuchen wurde folgende Darstellungsweise als die zweckmässigste angewendet:

Die frischen, von Fett und anhängendem Bindegewebe

befreiten Schilddrüsen werden in der Art von ihrem Blut befreit, dass sie mehrere Stunden in Wasser gelegt werden und das Wasser so oft erneuert wird, bis es sich nicht mehr roth färbt. Darauf werden die Drüsen fein zerhackt, mit Quarzsand im Mörser verrieben, der so gewonnene Brei mehrere Male mit physiologischer Kochsalzlösung angerührt und jeweils unter Zusatz einiger Tropfen einer alkoholischen Thymollösung 12 Stunden im Eisschranke belassen. Das durch ein Tuch colirte, röthliche, trübe Extract wird mit dem gleichen Volumen gesättigter Ammonsulfatlösung versetzt, worauf ein Niederschlag entsteht, welcher sich nach kurzer Zeit in groben Flocken zu Boden setzt, während die Lösung über ihm sich vollkommen klärt. Dieser Niederschlag (A) wird auf einem Filter gesammelt und noch auf demselben mit einer halbgesättigten Ammonsulfatlösung so lange ausgewaschen, bis seine anfangs röthlichgraue Farbe in eine rein graue umgeschlagen ist. Alsdann wird er in Wasser gelöst, die trübe Lösung mit einigen Tropfen einer alkoholischen Thymollösung versetzt, auf zahlreiche Faltenfilter vertheilt und das Anfangs trübe Filtrat so oft auf die Filter zurückgegossen, bis es klar abfliesst. Um das Filtriren grösserer Mengen, welches einige Tage erfordert, zu beschleunigen, ist es rathsam, die Filter täglich zu erneuern, da deren Poren durch die in der Flüssigkeit suspendirten Gewebstrümmer verstopft werden. Das Filtrat stellt eine absolut klare, wie Blutserum aussehende Lösung dar. Dieselbe wird wiederum mit dem gleichen Volumen gesättigter Ammonsulfatlösung versetzt, wobei sich ein Niederschlag in schneeweissen Flocken ausscheidet, der alsdann auf einem Papierfilter gesammelt wird. Der so gewonnene reichliche, Ammonsulfat enthaltende Körper, welcher jodhaltig ist, wird in Wasser gelöst, die Lösung der Dialyse unterworfen und, nachdem sie salzfrei geworden, mit 96%igem Alkohol versetzt. Der entstandene flockige Niederschlag wird auf einem Seidenfilter gesammelt.

Wurde der durch Halbsättigung mit Ammonsulfat erhaltene Niederschlag (A) in Wasser gelöst und die Lösung mit schwacher Essigsäure versetzt, so entstand ein Niederschlag, der ebenfalls jodhaltig war. Die Eigenschaften des Jodkörpers, mit Essigsäure zu fällen, wurde zur Herstellung desselben in grösserer Menge verwendet, wobei folgendes Verfahren benutzt wurde:

Der durch Halbsättigung mit Ammonsulfat erhaltene Niederschlag (A) wird in Wasser gelöst, die Lösung filtrirt und das klare Filtrat so lange mit verdünnter Essigsäure versetzt, bis der ausgeschiedene Niederschlag flockig wird, dann einige Zeit stehen gelassen. Der auf einem Seidenfilter gesammelte Niederschlag wird dann behufs Reinigung in einem grossen Volumen stark verdünnten Alkalis (1 Theil NaOH auf 1000 Theile Wasser) gelöst und abermals durch Zusatz verdünnter Essigsäure gefällt. Nach wiederholtem Auswaschen mit schwach angesäuertem Wasser und Decantiren wird der Körper auf einem Seidenfilter gesammelt und getrocknet.

Diese zweite Procedur hat den Zweck, das langwierige Dialysiren zu umgehen.

IV. Eigenschaften und Zusammensetzung des Jodeiweisskörpers.

Die beiden nach den soeben beschriebenen Methoden gewonnenen Produkte stimmen in ihren Eigenschaften mit einander vollständig überein.

Der Jodeiweisskörper ist in salzfreiem Wasser sehr schwer löslich, löst sich dagegen auf Zusatz von Neutralsalzen, noch leichter aber in verdünnten Alkalien. Durch Zusatz sehr wenig verdünnter Essigsäure bezw. Salzsäure wird die salzfreie, trübe Lösung geklärt; bei weiterem Zusatz der Säure bildet sich ein Niederschlag, der sich im Ueberschuss der Säure wieder löst. Sättigung mit Kochsalz ruft in der neutralen wässerigen Lösung bloss eine Trübung, nicht aber eine Fällung, hervor, während bei Sättigung mit Magnesiumsulfat und Halbsättigung mit Ammonsulfat ein flockiger Niederschlag entsteht.

Bei Verdünnung der salzhaltigen Lösung mit destillirtem Wasser auf das Zehnfache tritt schwache Trübung ein, die sich bei nachherigem Durchleiten von Kohlensäure nur wenig verstärkt.

Das Verhalten gegenüber den genannten Salzlösungen zeigt, dass wir es mit einem Eiweisskörper zu thun haben, der die äusseren Eigenschaften der Globuline besitzt. Der Kürze halber sei es deswegen als Thyreoglobulin[1]) bezeichnet.

Ein von den übrigen Globulinen abweichendes Verhalten zeigt das Thyreoglobulin allerdings insofern, als es aus seinen mässig salzhaltigen Lösungen durch Zusatz verdünnter Säuren ausgefällt wird, ein Verhalten, welches es mit dem Myosin, das auch die übrigen Eigenschaften eines Globulins besitzt, gemeinsam hat, während Eier- oder Serumglobulin unter gleichen Umständen in Neutralsalzlösung gelöst bleibt.

Das Thyreoglobulin wird durch Schwefel- bezw. Salpetersäure gefällt; im Ueberschuss der Säuren ist es unlöslich. Ferner wird es gefällt durch Phosphorwolframsäure, Phosphormolybdänsäure, Ferrocyankalium und Essigsäure, Jodquecksilberkalium, Trichloressigsäure und Kupfersulfat.

Die üblichen Farbenreactionen der Eiweisskörper fallen alle positiv aus: so die Probe mit Millon's Reagens, die Probe nach Adamkiewicz, nach Molisch, die Biuret- und die Xanthoproteinreaction.

Die salzfreie Lösung des Thyreoglobulins trübt sich beim Sieden; es tritt aber keine echte Coagulation ein, dieselbe erfolgt aber auf Zusatz von Neutralsalz. Enthält die Lösung 10% Magnesiumsulfat, so gerinnt das Thyreoglobulin (des Schweins) bei 65°.

Das Thyreoglobulin enthält bleischwärzenden Schwefel.

Der starke Ausfall der Reaction nach Molisch lässt auf das Vorhandensein von viel Kohlehydrat schliessen.

Ein bemerkenswerthes Verhalten bietet die Bindungsweise der Kohlehydratgruppe im Eiweissmolekül insofern, als nach zweistündigem Kochen des Thyreoglobulins mit 5%iger Salzsäure sämmtliches Kohlehydrat abgespalten wird. Der Rück-

---

1) Man begegnet ab und zu in der Litteratur für das Colloid der Schilddrüse, welches zum grössten Theil aus Thyreoglobulin besteht, der Bezeichnung Pseudomucin. Ein Pseudomucin ist jedoch das Thyreoglobulin nicht, da die Pseudomucine durch Säuren nicht gefällt werden (Hammarsten).

stand gibt keine Rothfärbung mehr mit α-Naphthol und Schwefelsäure, während die Lösung dadurch intensiv roth gefärbt wird und deutlich ammoniakalische Silberoxyd- und Fehling'sche Lösung reducirt.

Es wurde der Versuch gemacht, das leicht abspaltbare Kohlehydrat in Form seines Osazons zu charakterisiren. Zu diesem Zweck wurde folgender Weg eingeschlagen: 5 g Thyreoglobulin wurden zwei Stunden mit ca. 100 ccm. 5%iger Salzsäure unter Rückflusskühlung auf dem Sandbade erhitzt. Nach dem Erkalten wurde mit Phosphorwolframsäure gefällt, der gebildete Niederschlag abfiltrirt, das Filtrat mit Bleiacetat versetzt, der Niederschlag wiederum abfiltrirt, das saure, überschüssiges Bleiacetat enthaltende Filtrat mit Ammoniak alkalisch gemacht, die dadurch entstandene Fällung abfiltrirt, mit ammoniakhaltigem Wasser ausgewaschen und schliesslich vom Filter mit Wasser in ein Becherglas gespült. Nach Entbleiung mittelst Schwefelwasserstoff gab das Filtrat intensive Rothfärbung mit Molisch's Reagens und reducirte stark Fehling-sche Lösung sowie ammoniakalisches Silberoxyd; mit Phloroglucin und Salzsäure gab es keine Roth-, sondern eine Braunfärbung, was gegen das Vorhandensein einer Pentose spricht.

Die bis auf wenige Cubikcentimeter eingeengte Lösung wurde mit Phenylhydrazin und einigen Tropfen Essigsäure versetzt, eine Stunde im kochenden Wasserbade belassen, alsdann im Wasserbade langsam auf Zimmertemperatur abgekühlt. Es kam zur Ausscheidung eines schön krystallisirten Osazons. Die Menge war jedoch zu gering, um zur Feststellung des Schmelzpunktes hinzureichen.

Die Thatsache, dass durch Kochen des Thyreoglobulins mit verdünnter Säure eine reducirende Lösung erhalten wird, stimmt mit der Angabe von Notkin[1]) überein, welcher aus seinem Thyreoproteid (aus Hammels-, Kalbs-, Ochsen- und Schweinsschilddrüsen) eine reducirende Lösung und daraus weiter ein Osazon darstellen konnte, das bei 160° schmilzt. Sie muss ausdrücklich gegen den negativen Befund Hutchison's[2]) hervorge-

1) Notkin, Virchow's Arch. Suppl. zu Bd. 144.

2) Hutchison, Journ. of Physiol., Bd. XX.

hoben werden, welcher aus seinem Colloid (aus Hammelsschilddrüsen) einen reducirenden Körper nicht abzuspalten vermochte. Auch Reinbach[1]) ist es nicht gelungen, eine reducirende Substanz aus dem Colloid der Kalbsschilddrüsen zu gewinnen.

Die beiden durch Ammonsulfat resp. durch Essigsäure gewonnenen Produkte wurden zuerst bei 75°, dann bei 110° bis zur Gewichtsconstanz getrocknet und der Elementaranalyse unterworfen.

Die Stickstoffbestimmungen wurden nach Kjeldahl ausgeführt. Der Schwefel wurde entweder nach der v. Asbóth-Düring'schen Methode,[2]) mittelst Schmelzens mit Natriumsuperoxyd und Soda oder durch Schmelzen mit chemisch reinem Aetznatron und Salpeter, das Jod als Jodsilber zum Theil nach Carius, zum Theil durch Veraschen im Nickeltiegel bei Gegenwart von Alkali, bestimmt.

Dieses letztere Verfahren gestaltete sich folgendermaassen:

Die zu untersuchende Substanz wird im Nickeltiegel in möglichst wenig Wasser, dem ein grosser Ueberschuss von chemisch reinem Natriumhydroxyd zugesetzt ist, gelöst, darauf 1—2 g jodfreier Salpeter zugefügt. Der so entstandene Brei wird über kleiner Flamme bis zur Trockne eingedampft und alsdann das Schmelzen möglichst rasch ausgeführt. Die abgekühlte Schmelze wird in Wasser aufgenommen, die alkalische Lösung mit Silbernitrat versetzt, hierauf mit Salpetersäure angesäuert, das ausgeschiedene Jodsilber abfiltrirt, gewaschen und in der üblichen Weise zur Wägung gebracht. Diese sehr brauchbare Methode hat gegenüber der Carius-schen den Vortheil, viel weniger Zeit zu erfordern, während andererseits, vorausgesetzt, dass das Schmelzen sehr rasch ausgeführt wird, keine Verluste an Jodsilber zu befürchten sind.

Die nach diesem und dem Carius'schen Verfahren erhaltenen Werthe stimmten mit einander vollkommen überein.

Bei der Betrachtung des Silberniederschlags fiel mir jedoch auf, dass derselbe nicht immer das gelbe Aussehen des Jodsilbers hatte, sondern nach kurzer Zeit schmutzig grau

[1]) Reinbach, Centralbl. f. Chirurgie, 1898, Nr. 21.

[2]) Düring, Zeitschr. f. physiol. Chemie, Bd. XXII, S. 281.

wurde. Der Verdacht auf das Vorhandensein von Chlorsilber war somit gegeben. In der That wird nach diesem Verfahren, falls in der Asche des Eiweisskörpers Chlor vorhanden ist, dasselbe mitgefällt und dadurch ein zu hoher Jodgehalt vorgetäuscht.

Meine früheren Angaben über den Jodgehalt des Thyreoglobulins des Schweines,[1]) zu dessen Bestimmung ich mich der Fällung mit Silber bedient hatte, müssen daher auch, wie wir gleich sehen werden, dementsprechend richtig gestellt werden.

In der Folge habe ich das Jod mit Hülfe einer von Fresenius[2]) empfohlenen Methode bestimmt, welche die vollständige Trennung des Jods vom Chlor ermöglicht. Ich bin dabei folgendermaassen vorgegangen:

Das Thyreoglobulin wird im Nickeltigel, in Gegenwart von Wasser, mit reinem Aetznatron über freier Flamme so lange erhitzt, bis die Lösung eingedampft ist; darauf Salpeter zugefügt und vollständig verascht. Alsdann wird die erkaltete Schmelze in Wasser aufgenommen, die Lösung in eine Flasche mit eingeriebenem Glasstopfen filtrirt, dazu etwa 10 ccm. Schwefelkohlenstoff gefügt und darauf mit Schwefelsäure, in welche salpetrige Säure eingeleitet worden ist, angesäuert. Dann wird genau nach Fresenius' Vorschrift mit gereinigtem Schwefelkohlenstoff ausgeschüttelt und letzterer wiederholt mit Wasser gewaschen. (Vergl. Fresenius loc. cit.). Zu dem in Schwefelkohlenstoff gelösten Jod werden 30 ccm. einer 0,5%igen Auflösung von doppeltkohlensaurem Natron gebracht und aus einer Burette, unter geeignetem Umschütteln, so lange von einer sehr verdünnten Lösung von unterschwefeligsaurem Natron, deren Titer mit Hülfe einer Jodkaliumlösung von bekanntem Gehalt vorher festgestellt worden ist, zufliessen gelassen, bis der Schwefelkohlenstoff eben vollständig entfärbt ist. Aus der Menge der verbrauchten Cubikcentimeter lässt sich der Jodgehalt berechnen.

Diese ausgezeichnete Methode, welche übrigens den Vor-

---

1) Vergl. Zeitschr. f. physiol. Chemie, B. XXVII und ferner betreffs des Jodgehalts des Thyreoglobulins des Hammels, des Ochsen und des Menschen: Verhandlg. der Gesell. deutsch. Naturf. und Aerzte, 71. Versammlg. 1899, II. Theil, II. Hälfte, S. 491.

2) Anleitg. z. quant. chem. Analyse, 6. Aufl., Bd. I, S. 482.

theil hat, wenig Zeit zu fordern, liefert, wie ich mich mit Hülfe von Präparaten von bekanntem Jodgehalt überzeugt habe, ganz genaue Resultate.

Noch einfacher und ebenso genau, falls es sich um die Bestimmung kleiner Mengen Jod handelt, ist das colorimetrische Verfahren nach Rabourdin, dessen ich mich früher schon bedient hatte, von welchem ich aber eine Zeit lang abgekommen war, um den mit Unrecht gegen dieses Verfahren erhobenen Einwänden zu entgehen. Nachdem ich mich aber wiederum überzeugt hatte, dass durch diese einfache Methode die gleichen Resultate erhalten werden, wie mit dem soeben geschilderten Verfahren, so habe ich dieselbe wieder in Anwendung gebracht.

Uebrigens lassen sich auch diese beiden Methoden mit Leichtigkeit vereinigen. Es genügt dazu, anstatt Chloroform eine abgemessene Menge Schwefelkohlenstoff zu verwenden und den Jodgehalt zuerst colorimetrisch und nachher mittelst der Natriumthiosulfatlösung zu bestimmen.

Um mit dem colorimetrischen Verfahren genaue Resultate zu erzielen, ist es erforderlich, dass im Verhältniss zu der zu bestimmenden Jodmenge nicht zu wenig Schwefelkohlenstoff verwendet wird, da sonst die intensive Färbung der Lösung feinere Unterschiede wahrzunehmen nicht mehr gestattet. Es dürfen höchstens 0,8 mg Jod auf 10 ccm. Schwefelkohlenstoff kommen; bei grösseren Mengen Jod soll deshalb entsprechend mehr Schwefelkohlenstoff gebraucht werden.

Chlor wurde in der Art bestimmt, dass dessen Menge aus der Differenz des mit Hülfe einer der beiden angegebenen Methoden gefundenen Jodgehalts und der durch Fällen mit Silbernitrat erhaltenen gesammten Halogenmenge berechnet wurde.

Das Chlor wurde aber auch direkt neben Jod bestimmt, indem der nach dem Veraschen mit Aetznatron und Salpeter auf Zusatz von Silbernitrat erhaltene Halogensilberniederschlag mit einem Gemenge von 7 Theilen Wasser, 1 Theil concentrirtem Ammoniak und 1 Theil Alkohol[1]) in der Kälte digerirt

---

1) In verdünntem Ammoniak ist, entgegen den Behauptungen der Lehrbücher, Jodsilber in geringer Menge löslich. Der Zusatz von Alkohol von 90% hebt diese Löslichkeit auf.

wurde. Das unlösliche Jodsilber wurde alsdann abfiltrirt, mit demselben Gemenge ausgewaschen, getrocknet und gewogen. Aus dem Filtrat und Waschwasser wurde das in Lösung gegangene Chlorsilber durch Ansäuren mit Salpetersäure wieder ausgefällt und in der üblichen Weise zur Wägung gebracht.

Ich lasse nunmehr die analytischen Daten folgen.

Thyreoglobulin des Schweins.

Die Präparate, welche zuerst untersucht wurden, stammten von Schweinsschilddrüsen. Präparat I wurde gewonnen durch mehrmahliges Fällen mit gleichen Theilen gesättigter Ammonsulfatlösung und nachheriges Ausfällen mit verdünnter Essigsäure, Präparat II durch dreimaliges Fällen mit gleichen Theilen gesättigter Ammonsulfatlösung, darauffolgendes Dialysiren und Fällen mit Alkohol von 96%.

Präparat I.

0,1415 g Substanz gaben bei der Verbrennung mit Kupferoxyd und Bleichromat 0,2708 g CO_2 = 0,0738 g C = 52,19% C; und 0,0895 g H_2O = 0,00993 g H = 7,02% H.

0,1400 g Substanz gaben 0,2661 g CO_2 = 0,0725 g C = 51,83% C; und 0,0864 g H_2O = 0,00959 g H = 6,85% H.

Im Mittel: 52,01% C und 6,93% H.

0,2926 g Substanz gaben nach Kjeldahl 0,0595 g NH_3 = 0,0484 g N = 16,56% N.

0,2077 g Substanz gaben 0,0420 g NH_3 = 0,0346 g N = 16,67% N.

Im Mittel 16,61% N.

0,5394 g Substanz enthielten nach Fresenius 0,002777 g J = 0,51% J.

0,5269 g Substanz gaben 0,0757 g $BaSO_4$ = 0,0104 g S = 1,97% S.

0,5222 g Substanz gaben 0,0737 g $BaSO_4$ = 0,0101 g S = 1,93% S.

Im Mittel 1,95% S.

0,2917 g Substanz gaben 0,0012 g Asche = 0,41% Asche.

0,3437 g Substanz gaben 0,0015 g Asche = 0,43% Asche.

Im Mittel 0,42% Asche.

Präparat II.

0,1171 g Substanz gaben bei der Verbrennung mit Kupferoxyd und Bleichromat 0,2224 g CO_2 = 0,0606 g C = 51,79% C; und 0,0700 g H_2O = 0,0077 g H = 6,64% H.

0,1436 g Substanz gaben 0,2745 g CO_2 = 0,0748 g C = 52,13% C; und 0,0870 g H_2O = 0,0096 g H = 6,73% C.

Im Mittel: 51,96% C und 6,68% H.

0,2000 g Substanz gaben nach Kjeldahl 0,0399 g NH_3 = 0,0329 g N = 16,45 % N.

0,2093 g Substanz gaben 0,0422 g NH_3 = 0,0348 g N = 16,64 % N.

Im Mittel: 16,54 % N.

0,2775 g Substanz enthielten nach Fresenius 0,001155 g J = 0,41 % J.

0,6369 g Substanz gaben 0,0796 g $BaSO_4$ = 0,0109 g S = 1,71 % S.

0,6680 g Substanz gaben 0,0891 g $BaSO_4$ = 0,0122 g S = 1,83 % S.

Im Mittel: 1,77 % S.

0,2328 g Substanz gaben 0,0011 g Asche = 0,47 % Asche.

Aus dem Mittel der Procentwerthe ergeben sich auf die aschefreie Substanz berechnet folgende Zahlen:

	Präparat I	Präparat II
C	52,22	52,20
H	6,96	6,70
N	16,67	16,60
J	0,51[1]	0,41
S	1,95	1,77

Wie sich aus den analytischen Werthen ersehen lässt, stellen beide Produkte einen und denselben Körper dar, woraus wir berechtigt sind, zu schliessen, dass in der Schilddrüse nur ein jodhaltiger Eiweisskörper vorhanden ist.

Derselbe hat folgende, aus obigen beiden Durchschnittswerthen erhaltene, auf aschefreie Substanz berechnete procentische Zusammensetzung:

Thyreoglobulin des Schweins	
C	52,21
H	6,83
N	16,59
J	0,46
S	1,86
(O)	(22,15)

Beim Vergleich des Thyreoglobulins mit den übrigen bekannten natürlich vorkommenden oder künstlich dargestellten

---

[1]) In der früheren, in der Zeitschr. f. physiol. Chemie Bd. XXVII, S. 15 erschienenen, schon erwähnten Abhandlung hatte ich für das Thyreoglobulin des Schweins einen Jodgehalt von 1,57 % bezw. 1,75 % angegeben. Diese Ziffern sind, wie sich herausgestellt hat, zu hoch, was daher rührt, dass ich damals, wie bereits erwähnt, das Jod als Jodsilber bestimmt hatte, wobei auch das Chlor der Asche in den Silberniederschlag ging. Mit Hülfe der Fresenius'schen Methode (s. weit. oben) fand ich stets niedrigere Werthe.

Jodeiweisskörpern fällt der niedrige Jodgehalt des Thyreoglobulins auf. Während das jodirte Serumalbumin 12,05 % Jod enthält (Kurajeff)[1], das jodirte Eieralbumin 8,95 % (Hofmeister)[2], das Gorgonin (Drechsel)[3] 7,99 %, so enthält das Thyreoglobulin des Schweines bloss 0,46 %. Am nächsten steht dem Jodgehalt des letzteren derjenige des Spongins, das nach den Analysen von Harnack[4]) 1,5 % Jod enthält. Auch andere von Blum[5]) künstlich jodirte Eiweisskörper haben einen weit höheren Jodgehalt, nämlich 5,85 bis 11,02 %.

V. Das Nucleoproteid der Schilddrüse.

Wie Eingangs erwähnt, lässt sich, nach Entfernung des Thyreoglobulins aus dem Extract der Schilddrüse durch Eintragen von Ammonsulfat in Substanz bis beinahe zur Sättigung, ein zweiter Eiweisskörper isoliren, welcher phosphorhaltig ist, eine Thatsache, die bereits Notkin[6]) erkannt hat. Dieses Nucleoproteid ist aber entgegen der Angabe Notkin's jodfrei.

Was seine Eigenschaften anbelangt, so sei erwähnt, dass es in salzfreiem Wasser unlöslich ist, auf Zusatz von Neutralsalzen aber in Lösung geht; ebenso ist es löslich in Alkali. Durch verdünnte Säuren wird es gleich dem Thyreoglobulin gefällt. Seine Gerinnungstemperatur liegt in einer 10 % Magnesiumsulfat enthaltenden Lösung bei 73° C. Mit α-Naphthol und concentrirter Schwefelsäure gibt es Rothfärbung, wogegen es mit Phloroglucin und Salzsäure sich braun, nicht violettroth färbt; die Kohlehydratgruppe besteht also anscheinend nicht aus Pentosen. Ausserdem enthält es Xanthinbasen. Was die Menge des in der Schilddrüse vorkommenden Nucleoproteids im Vergleich zu der des Thyreoglobulins betrifft, so ist erstere eine viel geringere, als die des Thyreoglobulins.

Behufs Analyse wurde eine grössere Menge des Nucleo-

---

1) Zeitschr. f. physiol. Chemie, Bd. XXVI, S. 462 (Präparat A3).
2) ibid., Bd. XXIV, S. 159.
3) Zeitschr. f. Biol., Bd. 33, S. 85.
4) Zeitschr. f. physiol. Chemie, Bd. XXIV, S. 412.
5) ibid., Bd. XXVIII, S. 288.
6) Virchow's Arch., Suppl. zu Bd. 144.

proteids dargestellt. Da die durch einfaches Ausziehen mit physiologischer Kochsalzlösung erhaltenen Organextracte einen ziemlich starken Hämoglobingehalt besassen, so wurde versucht, durch Aussalzen mittelst Ammonsulfat das Hämoglobin vom Nucleoproteid zu trennen. Der Versuch scheiterte daran, dass beide Körper die gleichen Fällungsgrenzen besitzen (s. weit. oben). Es wurde desshalb versucht, die Drüsen, bevor sie zur Verarbeitung kamen, durch längeres Waschen mit Leitungswasser von Hämoglobin zu befreien, was auf die auf S. 7 erwähnte Weise bis zu einem gewissen Grade erreicht werden konnte. Die Organextracte hatten allerdings immer noch einen vom Hämoglobin herrührenden rosafarbenen Ton. Der nach vollständiger Sättigung mit Ammonsulfat erhaltene hellrothe Niederschlag wurde in Wasser gelöst, die Lösung der Dialyse unterworfen und daraus der Eiweisskörper mit Alkohol von 95⁰/₀ gefällt.

Einige Gramme des Eiweisskörpers wurden während sechs Tagen der Verdauung mit Pepsinsalzsäure überlassen, wobei sich ein flockiger Niederschlag bildete, der in Alkali löslich, in Säure unlöslich war und beträchtliche Mengen Phosphor enthielt, somit ein Nuclein darstellte.

Der ursprüngliche Eiweisskörper, welcher zu den Nucleoproteiden gehört, wies als solcher einen Gehalt an Phosphor von 0,16⁰/₀ auf.

0,7713 g des Nucleoproteids gaben 0,0165 $Mg_2P_2O_7$ = 0,001276 P = 0,16 ⁰/₀ P.

Behufs Vergleichung des mit Hülfe der Aussalzungsmethode dargestellten Nucleoproteids mit dem Produkte, welches man nach dem von Hammarsten beschriebenen Verfahren zur Gewinnung des Nucleoproteids aus dem Pankreas erhält, wurde nach Hammarsten's Vorschrift das wässerige Schilddrüsenextract gekocht, die Fällung abfiltrirt und das klare Filtrat mit einigen Tropfen verdünnter Salzsäure versetzt, worauf sich ein Niederschlag bildete, der aus dem reinen Nucleoproteid bestehen sollte. Wie sich bei der Analyse herausstellte, enthält aber dieser Körper neben einer beträchtlichen Menge Phosphor auch noch Jod, ist also nicht reines Nucleoproteid, sondern ein Gemenge des letzteren mit Thyreoglobulin. Diese Methode ist daher zur Reingewinnung des Nucleoproteids der Schilddrüse nicht geeignet.

VI. Wirkung der beiden Eiweisskörper der Schilddrüse auf den thierischen Organismus.

Es war von Interesse, zu erfahren, ob die typische Wirksamkeit, welche der ganzen Schilddrüse zukommt, auch den daraus isolirten Eiweisskörpern innewohnt, und im Falle diese Vermuthung sich bewahrheiten sollte, ob etwa der jodhaltige allein der Träger dieser physiologischen Wirksamkeit sei.

Als Kriterium zur Beurtheilung dieser Frage wurde nicht, wie vielfach in ähnlichen Fällen, die Reaction thyreoidectomirter Thiere auf die Einverleibung des Präparates gewählt, da diese Versuchsanordnung wegen der Unregelmässigkeit, mit der die Symptome der Tetanie auftreten, nur bei Anwendung sehr langer Versuchsreihen einwandfreie Beweise für bezw. gegen die Wirksamkeit eines Präparats zu liefern im Stande ist.

Begnügt man sich damit, an der Hand weniger Versuche die Wirksamkeit eines Präparats etwa daraus zu entnehmen, dass nach Einverleibung desselben ein Tetanieanfall zurückgehe, dann bleibt immer noch der Einwand bestehen, dass der Anfall auch ohne Medication hätte vorübergehen können, wie ja dies des öfteren beobachtet worden ist.

Zur Erreichung eines einigermaassen sicheren Resultats müsste zum mindesten eine sehr grosse Anzahl von Versuchen angestellt werden; selbst aber dann sind die Versuchsergebnisse keineswegs eindeutig, sondern der Art, dass für eine willkürliche Deutung immer noch Spielraum genug vorhanden ist, was aus der Litteratur zur Genüge hervorgeht.

Als ein zuverlässiges Kriterium zur Prüfung der Wirksamkeit der specifischen Bestandtheile der Schilddrüse ist vielmehr der Einfluss der letzteren auf den Stoffwechsel zu erachten, der sich in einer Erhöhung der Stickstoffausscheidung prompt und deutlich äussert. Dieses Verfahrens hat sich Roos[1]) in

---

[1]) Siehe u. A. Zeitschr. f. physiol. Chem., Bd. XXV, S. 11.

ähnlichen Fällen bereits öfters mit Erfolg bedient. Ich habe dasselbe zuerst in Anwendung gebracht.

Es wurde in der That jedesmal nach der Einverleibung von Thyreoglobulin, nicht aber von dem Nucleoproteid, eine unzweideutige Steigerung des Harnstickstoffs beobachtet.

Wenn auch der Versuchsanordnung, so wie ich sie gewählt hatte, der Vorwurf gemacht worden ist, dass sie den Anforderungen eines richtigen «Stoffwechselversuchs» nicht entspricht, weil einerseits der eingeführte, andererseits der mit dem Koth ausgeschiedene Stickstoff nicht bestimmt wurde, so wird man sich doch, bei dem hohen und regelmässigen Ausschlag des Versuchs, ohne Voreingenommenheit kaum können irre leiten lassen.

Uebrigens wurde später auch die Wirksamkeit in verschiedenen Fällen von Myxödem geprüft, und auch diese Versuche führten zu dem unzweideutigen Ergebniss, dass dem Thyreoglobulin die der Schilddrüse eigene specifische Wirksamkeit nicht abzusprechen ist.

Ferner wurde auch die Einwirkung des Thyreoglobulins auf den Blutdruck und die Pulsfrequenz untersucht, für welche E. v. Cyon[1]) ein bestimmtes Verhalten gegenüber der Schilddrüsensubstanz kennen gelernt hatte. Auch in dieser Beziehung liess sich das Thyreoglobulin als der Träger der specifischen Wirksamkeit der Schilddrüse erkennen.[2])

Die Einwirkung des Thyreoglobulins auf die Stickstoffausscheidung und die Unwirksamkeit des Nucleoproteids in dieser Richtung werden durch folgende Versuche illustrirt.

Versuch A.

Ein 11 kg schwerer Hund wurde annähernd ins Stoffwechselgleichgewicht gebracht, indem er täglich 100 g Hundekuchen, 500 ccm. Milch und 300 ccm. Wasser erhielt. Die Nahrungsaufnahme fand stets des Morgens statt, nachdem der Hund nach vorheriger spontan erfolgter Harnentleerung und Defäcation abgewogen worden war. In der 24stündigen Harnmenge wurde der Stickstoff nach Kjeldahl bestimmt. Nachdem die tägliche Stickstoffausscheidung einige Tage auf der gleichen Höhe

1) Arch. f. die gesammte Physiol., Bd. 70.

2) Vergl. E. v. Cyon und Oswald, Pflüger's Archiv für die gesammte Physiologie, Bd. 83, S. 202.

geblieben war (dieselbe betrug im Durchschnitt 4,52 g), wurde dem Thier mit der Nahrung 1 g Thyreoglobulin verabreicht. Der am folgenden Tage untersuchte Harn enthielt bedeutend mehr Stickstoff, nämlich 6,5 g, was einer Steigerung von 45 % gleichkommt. Die Mehrausscheidung dauerte, wie auch nach Verabreichung von ganzen Schilddrüsen oder von Jodothyrin, einige Tage lang fort, verschwand aber allmählich, indem der Sticktoff auf die ursprüngliche Höhe sank.

Die einzelnen Zahlen sind in folgender Tabelle zusammengestellt:

Hund A.

Versuchstage	Harnmenge	Specifisches Gewicht	N-Gehalt	Körper-Gewicht	Einnahmen	Bemerkungen
1	520	1016	4,9296	11 240	Täglich:	
2	380	1017	4,2040	11 245	100 g Hundekuchen,	
3	405	1017	4,2297	11 240	500 ccm. Milch,	
4	375	1018	4,0200	11 246	300 ccm. Wasser	
5	583	1014	4,6838	11 035		
6	480	1017	4,7664	11 070		
7	460	1016	4,8024	11 020		
8	460	1017	4,7334	11 020		Mit der Nahrung 1 g Thyreoglobulin.
9	530	1015	4,3799	10 952		
10	465	1019	6,5709	10 815		
11	450	1019	6,2117	10 720		
12	440	1019	5,3284	10 735		
13	350	1023	5,1466	10 810		
14	425	1020	5,2564	10 788		
15	400	1023	5,4478	10 730		
16	515	1020	5,9029	10 480		
17	270	1032	5,9832	10 390		
18	380 (18–19)	1024	5,6848	10 350		
19				10 356		
20	560	1018	5,2976	10 300		

Versuch B.

Ein 8 kg schwerer Hund wurde in gleicher Weise annähernd ins Stoffwechselgleichgewicht gebracht, indem er täglich 110 g Hundekuchen, 500 ccm. Milch und 500 ccm. Wasser erhielt. Im Uebrigen wurde wie in Versuch A verfahren. Die täglich ausgeschiedene Stickstoffmenge, welche vor der Verabreichung des Thyreoglobulins im Mittel 4,03 betragen hatte, stieg nach der Einnahme von 1 g Thyreoglobulin auf 6,57. Die Mehrausscheidung betrug 2,54 g N, d. h. 60,5% der vor der Einnahme des Thyreoglobulins ausgeschiedenen N-Menge.

Die Zahlenbelege sind auf folgender Tabelle zu sehen:

Hund B.

Versuchstage	Harnmenge	Specifisches Gewicht	N-Gehalt	Körper-Gewicht	Einnahmen	Bemerkungen
1	800	1006	3,9560	8940	Täglich:	
2	760	1007	3,9242	8890	110 g Hundekuchen,	
3	750	1006	3,6270	8890	500 ccm. Milch,	
4	780	1007	4,0700	8890	500 ccm. Wasser	
5	835	1008	4,9415	8850		
6	730	1008	3,7565	8850		1 g Thyreo-
7	715	1006	3,9668	8870		globulin ein-
8	885	1008	6,5773	8635		genommen.
9	760	1009	5,6715	8660		

Versuch C.

Ein 12 kg schwerer Hund erhielt als tägliche Nahrung 150 g Hundekuchen, 500 ccm. Milch und 300 ccm. Wasser. Nachdem wiederum die tägliche Stickstoffausscheidung annähernd eine constante geworden war, erhielt das Versuchsthier 1,5 g des Nucleoproteids verabreicht. Weder am nächsten noch an den darauffolgenden Tagen stieg jedoch die Stickstoffausscheidung, wie die nachstehende Tabelle veranschaulicht in die Höhe:

Hund C.

Versuchstage	Harnmenge	Specifisches Gewicht	N-Gehalt	Körper-Gewicht	Einnahmen	Bemerkungen
1	620	1014	5,4498	12 420	Täglich:	
2	600	1017	5,6688	12 420	150 g Hundekuchen,	
3	580	1016	5,9508	12 400	500 ccm. Milch,	
4	660	1013	5,7552	12 280	300 ccm. Wasser	
5	640	1015	5,6288	12 230		Mit der Nahrung
6	632	1015	6,1244	12 240		1,5 g Nucleo-
7	657	1014	5,9537	12 275		proteid der
8	645	1014	5,8566	12 290		Schilddrüse.
9	635	1013	5,7404	12 300		

Aus diesen Versuchen geht hervor, dass, wie schon bemerkt, das Thyreoglobulin auf die Stickstoffausscheidung des Organismus den gleichen Einfluss ausübt wie die ganze Schilddrüse, während das jodfreie Nucleoproteid in dieser Richtung unwirksam ist.

Das jodhaltige Thyreoglobulin ist also einzig und allein der Träger der specifischen Wirksamkeit der Schilddrüse auf den Stoffwechsel.

VII. Thyreoglobulin des Hammels, des Ochsen und des Kalbes.

Die bisher mitgetheilten Versuche hatte ich, wie bereits erwähnt, an Schilddrüsen von Schweinen ausgeführt. Der Körper, den ich aus diesen Drüsen erhalten hatte, besass stets, selbst nach zwei verschiedenen Methoden dargestellt, die gleiche Zusammensetzung. Daraus durfte entnommen werden, dass das Thyreoglobulin ein charakteristisches physiologisches Produkt der Thyreoidea darstellt.

Die Feststellung, dass das aus Schilddrüsen anderer Thierarten gewonnene Thyreoglobulin die gleiche Zusammensetzung oder wenigstens bei einer und derselben Species stets dieselbe procentarische Zusammensetzung besitze, war im höchsten Maasse geeignet, diese Anschauung zu bekräftigen. Sie war daher für die Beurtheilung der Function der Schilddrüse von grösster Bedeutung. Ich habe es demzufolge unternommen, meine Untersuchungen auch auf die Thyreoidea anderer Thiergattungen und auf die des Menschen auszudehnen.

Schilddrüsen konnte ich in genügender Menge nur vom Schaf, Rind und Kalb erhalten, dafür war ich aber in der Lage, mir vom Menschen ausser normalen Drüsen auch ausgesprochene Strumen in reichlicher Menge zu verschaffen. Die Untersuchung dieser letzteren schien mir ganz besonders geeignet, unter Umständen neue Anhaltspunkte zum Verständniss des Kropfes zu liefern. Es war von besonderer Wichtigkeit, zu erfahren, wie sich das in pathologisch veränderten Drüsen vorhandene Thyreoglobulin zu dem der normalen Drüsen verhält.

Ich habe früher gezeigt,[1]) dass die colloidreichen Strumen, im Vergleich zur normalen Thyreoidea, viel mehr Jod enthalten, ferner, dass ein gewisser Parallelismus zwischen dem Colloidreichthum und dem Jodgehalt der Drüsen besteht. Das Colloid erwies sich seinerseits als der Hauptmenge nach aus Thyreoglobulin bestehend. Es blieb daher noch übrig, zu ermitteln, ob das Thyreoglobulin der normalen Drüsen eine andere Zusammensetzung habe, als das der Strumen, oder ob dieselbe in beiden Fällen die gleiche sei, der höhere Jodgehalt der Strumen also bloss auf dem Vorhandensein einer grösseren Menge von Thyreoglobulin beruhe.

Das Thyreoglobulin wurde aus den Schilddrüsen nach dem früher schon geschilderten Verfahren[2]) durch Halbsättigung des wässerigen Drüsenextractes mit Ammoniumsulfat gewonnen. Der Niederschlag wurde zum Zwecke der Reinigung verschiedene Male in Wasser gelöst und mit Ammoniumsulfat wieder ausgefällt. Zum Schluss wurde aus der wässerigen Lösung der Eiweisskörper entweder direkt mit Essigsäure gefällt und die Fällung auf dem Filter mit schwach angesäuertem Wasser salzfrei gewaschen; oder die wässerige Lösung wurde durch Dialyse salzfrei gemacht und der Eiweisskörper mit der vierfachen Menge Alkohol von 90⁰/₀ gefällt.

Der Niederschlag stellte in beiden Fällen schneeweisse Flocken dar.

Die aus den Drüsen der verschiedenen Thierspecies und des Menschen erhaltenen Produkte besassen die gleichen chemischen und physikalischen Eigenschaften, welche mit den schon früher geschilderten[3]) übereinstimmten.

Die Coagulationstemperatur betrug beim Thyreoglobulin des Hammels, Ochsen und Kalbes in einer 10 % Magnesiumsulfat enthaltenden Lösung 67° C.; beim Schwein hatte ich unter denselben Bedingungen 65° bis 66° C. gefunden. Auch die Zusammensetzung war die gleiche; bloss der Jodgehalt war bei den verschiedenen Thyreoglobulinen Schwankungen unterworfen, auf die wir alsbald zu sprechen kommen werden.

1) Zeitschr. f. physiol. Chemie, Bd. XXIII, S. 265, 1897.
2) ibid., Bd. XXVII, S. 27.
3) ibid., Bd. XXVII, S. 28.

Die Präparate wurden zuerst bei 80°, dann bei 110° und 120° C. bis zur Gewichtsconstanz getrocknet und der Elementaranalyse unterzogen.

Es wurden von den verschiedenen Thierspecies mehrere Präparate angefertigt, da es mir besonders darauf ankam, festzustellen, ob etwa bei derselben Thiergattung Schwankungen in der Zusammensetzung, vorzugsweise im Jodgehalt, vorkämen.

Thyreoglobulin des Hammels.[1])

Präparat I.

0,2397 g Substanz gaben beim Verbrennen im offenen Rohr 0,4569 g CO_2 = 0,1246 C = 51,98 % C, und 0,1516 g H_2O = 0,0168 H = 6,98 % H.

0,2295 g Substanz lieferten 0,0441 g NH_3[2]) = 0,0363 N = 15,80 % N.

0,5462 g Substanz gaben beim Schmelzen im Nickeltiegel (beim Titriren mit n/100 Thiosulfatlösung und nach dem colorimetrischen Verfahren) 0,00277 g J = 0,50 % J.

0,6546 g Substanz gaben beim Schmelzen im Nickeltiegel (nach dem Trennungsverfahren mit verdünntem Alkohol) 0,00685 g AgJ = 0,0037 J = 0,56 % J, und 0,00435 g AgCl = 0,00106 g Cl = 0,16 % Cl.

Im Mittel: 0,53 % J.

Präparat II.

0,3910 g Substanz gaben beim Schmelzen im Nickeltiegel und Titriren mit Thiosulfatlösung 0,002079 g J = 0,33 % J.

Präparat III.

0,3910 g Substanz gaben nach demselben Verfahren 0,001078 g J = 0,27 % J.

Präparat IV.

0,5262 g Substanz gaben 0,001386 g J = 0,26 % J.

Präparat V.

0,4519 g Substanz gaben 0,002002 g J = 0,44 % J.

Präparat I.

0,7900 g Substanz gaben 0,00218 g AgCl = 0,00053 Cl = 0,06 % Cl.

0,7366 g Substanz gaben 0,1035 g $BaSO_4$ = 0,0142 g S = 1,92 % S.

0,8284 g Substanz gaben 0,1183 g $BaSO_4$ = 0,0162 g S = 1,96 % S.

Im Mittel: 1,94 % S.

---

[1]) Die Schilddrüsen vom Hammel und Ochsen stammten aus Zürich und waren vorwiegend von normaler Grösse und Beschaffenheit.

[2]) Die Stickstoffbestimmungen wurden alle nach Kjeldahl ausgeführt.

0,2575 g Substanz gaben 0,0017 g Asche = 0,66 % Asche.
0,2446 g Substanz gaben 0,0016 g Asche = 0,65 % Asche.
Im Mittel: 0,65 % Asche.

Aus dem Mittel der Procentwerthe ergeben sich, auf die aschefreie Substanz berechnet, folgende Zahlen:

C	52,32,
H	7,02,
N	15,90,
J[1])	0,39,
S	1,95.

Thyreoglobulin des Ochsen.

0,2610 g Substanz gaben beim Verbrennen 0,49975 g CO_2 = 0,1363 C = 52.22 % C, und 0,1662 g H_2O = 0180 H = 6,90 % H.

0,1969 g Substanz gaben 0,0471 g NH_3 = 0,0388 N = 15,85 % N.

0,4617 g Substanz gaben (durch Titriren mit Thiosulfatlösung und colorimetrisch) 0,004312 g J = 0,93 % J.

0,6939 g Substanz gaben 0,01205 g AgJ = 0,0065 J = 0,93 % J und Spuren von Cl.

0,7182 g Substanz gaben 0,00905 g AgJ = 0,00529 J = 0,73 % J und Spuren von Cl.

Im Mittel: 0,86 % J.

0,6939 g Substanz gaben 0,09345 g $BaSO_4$ = 0,01283 g S = 1,84 % S.
0,7182 g Substanz gaben 0,09555 g $BaSO_4$ = 0,01312 g S = 1,82 % S.
Im Mittel: 1,83 % S.

0,2420 g Substanz gaben 0,0010 g Asche = 0,45 % Asche.

Auf aschefreie Substanz berechnet, sind die Procentwerthe folgende:

C	52,45,
H	6,93,
N	15,92,
J	0,86,
S	1,83.

Thyreoglobulin des Kalbes.

Das Thyreoglobulin des Kalbes wurde aus Schilddrüsen, die aus Zürich, und solchen, die aus Paris stammten, ge-

1) Das Chlor wurde hier sowie bei den folgenden Analysen weggelassen, da wir annehmen dürfen, dass es aus dem Chloralkali der Asche stammt.

wonnen. Die ersteren waren sämmtlich mehr oder weniger strumös entartet, zum Theil von ungewöhnlich grossem Umfang, die letzteren dagegen von normaler Grösse und Beschaffenheit.

Die Untersuchung des Thyreoglobulins dieser verschiedenen Provenienz hat, wie wir bald sehen werden, zu wichtigen Befunden geführt.

Thyreoglobulin des Kalbes aus Zürich.

Präparat I.

0,23665 g Substanz gaben 0,4569 g CO_2 = 0,1246 g C = 52,63 % C, und 0,1495 g H_2O = 0,0166 g H = 7,01 % H.

0,2516 g Substanz gaben 0,0483 g NH_3 = 0,0398 g N = 15,85 % N.
0,1972 g Substanz gaben 0,0383 g NH_3 = 0,0316 g N = 16,04 % N.
Im Mittel: 15,94 % N.

J = 0.

Präparat II.

J = 0.

Präparat III.

J = 0.

Präparat I.

0,5958 g Substanz gaben 0,01645 g AgCl = 0,00402 g Cl = 0,67 % Cl.
0,5030 g Substanz gaben 0,01245 g AgCl = 0,00304 g Cl = 0,60 % Cl.
Im Mittel: 0,63 % Cl.
0,5958 g Substanz gaben 0,0869 g $BaSO_4$ = 0,01194 g S = 2,00 % S.
0,2315 g Substanz gaben 0,0008 g Asche = 0,34 % Asche.
0,26375 g Substanz gaben 0,00085 g Asche = 0,32 % Asche.
Im Mittel: 0,33 % Asche.

Auf aschefreie Substanz berechnet, sind die Procentwerthe folgende:

C	52,80,
H	7,04,
N	15,99,
J	0,0
S	2,00.

Thyreoglobulin des Kalbes aus Paris.

Es wurden verschiedene Präparate angefertigt.

Präparat I.

0,2385 g Substanz gaben 0,001232 g J = 0,51 % J.

Präparat II.

0,3470 g Substanz gaben 0,001848 g J = 0,53 % J.

Präparat III.

0,2160 g Substanz gaben 0,001386 g J = 0,64 % J.
Im Mittel: 0,56 % J.

Der Uebersicht halber mögen die vier untersuchten Thyreoglobuline neben einander gestellt werden.

Thyreoglobulin

	des Schweins,	des Hammels,	des Ochsen,	des Kalbs	
				aus Kröpfen	aus normalen Drüsen.
C	52,21	52,32	52,45	52,80	—
H	6,83	7,02	6,93	7,04	—
N	16,59	15,90	15,92	15,99	—
J	0,46[1])	0,39	0,86	0	0,56
S	1,86	1,95	1,83	2,00	—
(O)	(22,15)	(22,42)	(22,01)	(21,61)	—

Aus den eben angeführten Analysen geht hervor:

dass ein Eiweisskörper von den Eigenschaften des früher schon näher studirten Thyreoglobulins, aus Schilddrüsen vom Schwein gewonnen, sich bei allen untersuchten Thierarten nachweisen lässt, somit einen charakteristischen Bestandtheil der normalen Schilddrüse bildet;

ferner, dass das Thyreoglobulin bei einer und derselben Thierart (vergl. Ochs und Kalb), vom Jod abgesehen, die gleiche Zusammensetzung hat;

schliesslich, dass die Zusammensetzung des Thyreoglobulins sogar bei den verschiedenen untersuchten Säugern, wiederum vom Jod abgesehen, annähernd die gleiche ist.

Beim Vergleich der analytischen Werthe fällt es aber auf, dass der Jodgehalt von einer Thiergattung zur anderen verschieden ist — beim Schwein 0,46 %, beim Hammel 0,39 %, beim Ochsen 0,86 % —, und dass er sogar, was wichtiger ist,

[1]) Der früher angegebene Jodgehalt des Thyreoglobulins des Schweins (1,66 %) ist aus den schon erwähnten Gründen zu hoch. Er beträgt, wie ich mich nachträglich an den von meinen früheren Untersuchungen übrig gebliebenen Präparaten überzeugt habe, bloss 0,46 %.

bei einer und derselben Thierart zwischen Null (Kalb) und 0,86 % (Rind) schwanken kann.

Die Untersuchungen über das Thyreoglobulin aus Kalbsdrüsen aus Zürich erstrecken sich auf etwa 50 verschiedene Schilddrüsen, die somit alle jodfrei waren, d. h. ein jodfreies Thyreoglobulin enthielten.

Die Thatsache, dass das Thyreoglobulin der Kälber kein Jod enthält, ist von besonderer Bedeutung; sie stimmt mit den Angaben verschiedener Autoren überein,[1]) welche die Schilddrüsen neugeborener oder junger Menschen und Thiere jodfrei oder nahezu jodfrei gefunden haben.

Das gänzliche Fehlen des Jods im Thyreoglobulin der Kälber kann darin seine Erklärung finden, dass die Thiere, die von Muttermilch leben, kein Jod zu sich nehmen, was mit der allgemein gültigen Ansicht, dass das Jod mit der Nahrung in den Organismus gelange, im Einklang steht. Damit ist aber nicht erklärt, warum in dem Thyreoglobulin der Pariser Kälber Jod in ziemlich beträchtlicher Menge (0,56 %, als Mittel aus 3 aus verschiedenen Drüsen gewonnenen Präparaten) gefunden wurde, man müsste denn annehmen, dass diese Kälber schon andere Nahrung als Muttermilch zu sich genommen hatten. Diesbezügliche Nachforschungen machten aber letzteres nicht wahrscheinlich.

Der Grund, warum das eine Mal Jod gänzlich mangelt, das andere bis zu 0,56 % vorkommt, ist anderswo zu suchen.

Ich machte schon darauf aufmerksam, dass die Schilddrüsen aus Zürich sämmtlich strumös entartet, d. h. beträchtlich vergrössert waren. Die kleinsten wogen 60—70 g, die mittleren erheblich mehr, bis 150 g, einzelne aber erreichten das hohe Gewicht von beinahe 300 g,[2]) während die gleichen Drüsen aus Paris viel kleiner waren und bloss 15—20 g oder noch weniger wogen.

---

[1]) Baumann, Zeitschr. f. physiol. Chem., Bd. XXII, S. 11. Weiss, Münch. Med. Wochenschr. 1897, S. 6. Meine früheren Beobachtungen, Zeitschr. f. physiol. Chem., Bd. XXIII, S. 291.

[2]) Sämmtliche hier erwähnten Gewichte beziehen sich auf frische Drüsen.

Ferner waren die Kröpfe der Züricher Kälber, worauf besonders Gewicht gelegt werden möge, nicht Colloidkröpfe, sondern Strumen einfach hypertrophischer Art. Colloid war darin überhaupt nicht zu sehen. Die Pariser Drüsen dagegen liessen, wie das bei normalen Drüsen der Fall zu sein pflegt, deutliche Colloidkügelchen erkennen.

Die Erfahrung, dass einerseits sämmtliche Drüsen aus Zürich sogenannte hypertrophische oder hyperplastische Strumen waren, kein Colloid erkennen liessen und jodfreies Thyreoglobulin in sich bargen, kann wohl nicht auf Zufall beruhen, da sie sich auf zahlreiche, etwa 100 Schilddrüsen erstreckt. In welchem Zusammenhange diese Verhältnisse zu einander stehen, und wie sie zu deuten sind, soll weiter unten besprochen werden.

Dass gerade das Auftreten des Colloids mit dem Jodgehalt der Schilddrüse oder, richtiger gesagt, des Thyreoglobulins in Zusammenhang steht, und dass der Jodgehalt der Drüsen nicht allein von deren Grösse, sondern vom Gehalt an Colloid abhängt, steht im Einklang mit meinen früheren ausgedehnten Untersuchungen über diesen Gegenstand.[1]) Ein Beispiel mag hier besonders hervorgehoben werden.

Kalbsdrüsen, die trocken 10 g (= frisch etwa 50 g) wogen, in welchen Colloid nicht zu erkennen war, enthielten trotz ihres hohen Gewichtes nur minimale Jodmengen, 0,8 mg, oder selbst nur Spuren davon, während viel weniger umfangreiche, colloidreiche Drüsen mit einem 5mal geringeren Gewicht von 2,5, 2,7 und 2,1 g (= frisch ca. 10 g), 7,7, 4,15 bezw. 4,3 mg Jod enthielten.

Ob man den jodfreien Eiweisskörper, der aus den Züricher Kalbsschilddrüsen gewonnen wurde, überhaupt als eigentliches Thyreoglobulin bezeichnen darf, ist fraglich. Denn es hat sich bei der Prüfung seiner physiologischen Eigenschaften, im Gegensatz zu dem jodhaltigen Thyreoglobulin, als gänzlich wirkungslos, sowohl auf Blutdruck als auf Pulsfrequenz erwiesen.[2])

---

1) Vergl. Zeitschr. f. physiol. Chem., Bd. XXIII, S. 265.

2) v. Cyon u. Oswald. Pflüger's Arch. f. d. gesammte Physiol., Bd. 83, S. 202.

Dieser letzte Befund legt uns bezüglich der Natur der erhaltenen Eiweisskörper zwei Möglichkeiten vor. Entweder stellt der jodfreie Eiweisskörper, der, abgesehen vom Jod, die Zusammensetzung des Thyreoglobulins hat, die eine Componente dar, aus welcher durch Addition von Jod oder Substitution mit Jod das Thyreoglobulin, d. h. der physiologisch wirksame Körper hervorgeht. Daraus würde folgen, dass die Wirksamkeit des Thyreoglobulins von dem Vorhandensein von Jod abhängig ist — und zwar ist hier auch die Bindung an der bestimmten noch unbekannten Stelle innerhalb des Eiweissmoleküls, wie sie durch die Jodirung intra corpus stattfindet, massgebend, da das künstliche in vitro jodirte Eiweiss die eigenartige Wirksamkeit des Thyreoglobulins nicht besitzt. Oder aber dieser jodfreie Eiweisskörper stellt überhaupt kein Thyreoglobulin dar, sondern ist ein Eiweisskörper, der auch normaler Weise in der Drüse vorkommt, der aber mit dem Thyreoglobulin gefällt wird, weil er bei der gleichen Salzconcentration, wie das Thyreoglobulin, ausfällt. In diesem Falle wäre es aber auffallend, dass dieser Eiweisskörper gerade auch, wie das Thyreoglobulin, durch Zusatz verdünnter Säuren aus seiner wässerigen Lösung gefällt würde, eine Eigenschaft, die andere Globuline wie z. B. das Serumglobulin nicht haben, und dass er die gleiche Gerinnungstemperatur wie das Thyreoglobulin besässe.

Wäre dem so, dann würde der bisher als Thyreoglobulin bezeichnete Körper ein Gemenge von dem eigentlichen jodhaltigen Thyreoglobulin und von dem jodfreien Eiweisskörper sein, und eine geeignete Trennungsmethode beider Körper wäre noch zu finden. Dabei ist aber zu bemerken, dass dieser jodfreie Eiweisskörper dieselbe elementare Zusammensetzung haben müsste, wie der jodhaltige, da das jodfreie Präparat aus den strumösen Kalbsdrüsen den gleichen Kohlenstoff-, Wasserstoff und Stickstoffgehalt besitzt wie der jodhaltige aus den Ochsendrüsen. Es ist daher eher anzunehmen, dass beide Präparate den gleichen Körper darstellen, der in dem einen Falle jodirt, in dem anderen nicht jodirt ist. Auf diese letzte Erscheinung, welche das für die Function der Schilddrüse eigentlich Charakteristische darzustellen scheint, werden wir später, nachdem wir die Verhältnisse bei den menschlichen Schilddrüsen werden kennen gelernt haben, zu sprechen kommen.

An dieser Stelle möchte ich erwähnen, dass Blum[1]) schon darauf aufmerksam gemacht hat, dass der Jodgehalt des Thyreoglobulins ein schwankender sein kann. Die Untersuchungen von Blum waren aber für mich insofern belanglos, als dieser Autor das Jod nach der Methode von Carius bestimmt hatte, die, wie ich schon bemerkt habe, in diesem Falle keine brauchbaren Resultate liefert, da das Chlor der Asche mit dem Jod zusammen in Rechnung kommt. Schwankungen im Aschegehalt mussten daher Schwankungen im Jodgehalt vortäuschen.[2])

Beiläufig sei auch erwähnt, dass ich der Behauptung Blum's, man fände in den verschiedenen Thyreoglobulinpräparaten, die durch wiederholte Extraction der gleichen Schilddrüsen mit Wasser erhalten werden, einen verschiedenen Jodgehalt, nicht beistimmen kann. Ich habe auf diese angebliche Erscheinung geachtet, aber allemal die gleichen Jodwerthe gefunden. Die Präparate II, III und IV des Thyreoglobulins vom Hammel, welche durch auf einander folgende Extraction der gleichen Schilddrüsen erhalten wurden, stimmen mit ihrem respectiven Jodgehalt von 0,33, 0,27 und 0,26% sehr gut mit einander überein.

VIII. Thyreoglobulin aus normalen Schilddrüsen und aus Kröpfen des Menschen.

Im Weiteren habe ich Schilddrüsen vom Menschen unter-

---

1) Pflüger's Archiv f. d. ges. Physiol., Bd. 77, S. 70.

2) Dazu kommt, dass kleine Schwankungen im Jodgehalt, wie überhaupt in der Zusammensetzung des Thyreoglobulins, ihren Grund in dem verschiedenen Blutgehalt der verarbeiteten Drüsen haben können. Bei Halbsättigung des wässerigen Drüsenextractes mit Ammoniumsulfat wird ja auch das Serumglobulin gefällt; ist eine Drüse sehr blutreich und vor der Verarbeitung nicht gründlich mit Wasser ausgewaschen worden, so wird das erhaltene Produkt, in Folge der Beimengung von Serumglobulin, einen entsprechend geringeren Jodgehalt besitzen.

Die Drüsen können, so weit überhaupt möglich, leicht von ihrem Blut befreit werden, wenn man sie vor der Zerkleinerung 1–2 Tage im Eisschrank in Wasser, unter Zusatz von Toluol, liegen lässt und dasselbe so oft erneuert, bis es sich nicht mehr roth färbt.

sucht, und zwar, wie Eingangs erwähnt, sowohl normale als auch pathologisch veränderte Drüsen, ferner Drüsen von Kindern.

Zu diesen Untersuchungen standen mir nur Colloidkröpfe zur Verfügung. Strumen einfach hypertrophischer Art konnte ich mir bisher nicht verschaffen.

Um einerseits sicher zu sein, normale Schilddrüsen vom Menschen in Händen zu haben, wurden solche in Bearbeitung genommen, die aus einer Gegend stammten, in welcher keine Kropfendemie herrscht. Es wurde mir zu diesem Zweck in freundlichster Weise vom Prosector des pathologisch-anatomischen Instituts des Krankenhauses in Hamburg-Eppendorf, H. Dr. Fränkel, eine grössere Anzahl Schilddrüsen übersandt. Es ist mir eine angenehme Pflicht, auch an dieser Stelle Herrn Dr. Fränkel meinen wärmsten Dank für sein bereitwilliges Entgegenkommen und die mir dadurch gewährte Unterstützung auszusprechen.

Andererseits wurden Colloidstrumen aus Basel und aus Zürich verarbeitet, beides Städte, wo der Kropf endemisch vorkommt.

Da sich unter den mir zugeschickten Schilddrüsen aus Hamburg auch einige befanden, welche im Verhältniss zu den übrigen Hamburger Drüsen colloidreicher uud vergrössert waren (sie erreichten ein Gewicht von 70—80 und 90 g, während normale Drüsen bloss 30—50 g wiegen,[1]) so wurden dieselben von den übrigen getrennt und besonders untersucht.

Die Gewinnung des Thyreoglobulins erfolgte nach dem schon beschriebenen Verfahren. Es stellte sich dabei nichts Besonderes heraus, auch das Aussehen des aus Strumen gewonnenen Thyreoglobulins zeigte nichts Auffälliges. Die allgemeinen chemischen Eigenschaften des Körpers waren die gleichen wie die des Thyreoglobulins aus den Schilddrüsen von Thieren.

Der Coagulationspunkt lag in einer 10% Magnesiumsulfat enthaltenden Lösung bei 71,0° C.

---

[1]) Vergleiche meine früheren Auseinandersetzungen. Zeitschr. f. physiol. Chem., Bd. XXIII, S. 270.

Die durch Dialyse vom Ammonsulfat befreiten Thyreoglobulinlösungen wurden mit Alkohol von 90% versetzt und das in Flocken ausgeschiedene Thyreoglobulin abfiltrirt, getrocknet und der Elementaranalyse unterworfen.

Es mögen die analytischen Daten folgen:

Thyreoglobulin aus Colloidstrumen des Menschen aus Basel.

0,2332 g Substanz gaben 0,4433 g CO_2 = 0,1209 g C = 51,84 % C, und 0,1447 g H_2O = 0,0160 g H = 6,89 % H.

0,2831 g Substanz gaben 0,0525 g NH_3 = 0,0433 g N = 15,31 % N.

0,4908 g Substanz gaben[1]) 0,00046 g J = 0,09 % J.

0,5484 g Substanz gaben 0,000308 g J = 0,05 % J.

Im Mittel: 0,07 % J.

0,5992 g Substanz gaben 0,00657 g AgCl = 0,00159 g Cl = 0,26% Cl.

1,5652 g Substanz gaben 0;01348 g AgCl = 0,00326 g Cl = 0,20% Cl.

Im Mittel: 0,23% Cl.

0,6132 g Substanz gaben 0,0906 g $BaSO_4$ = 0,01244 g S = 2,02 % S.

1,5652 g Substanz gaben 0,21095 g $BaSO_4$ = 0,02895 g S = 1,84% S.

Im Mittel: 1,93 % S.

0,3016 g Substanz gaben 0,0011 g Asche = 0,36 % Asche.

0,3053 g Substanz gaben 0,0011 g Asche = 0,36 % Asche.

Im Mittel: 0,36 % Asche.

Auf aschefreie Substanz berechnet:

C	52,02
H	6,91
N	15,32
J	0,07
S	1,93

Thyreoglobulin aus Colloidstrumen des Menschen aus Zürich.

0,2268 g Substanz gaben 0,4283 CO_2 g = 0,1168 g C = 51,50 % C; und 0,1364 g H_2O = 0,0151 g H = 6,68 % H.

0,2103 g Substanz gaben 0,3969 g CO_2 = 0,1082 g C = 51,47 % C.

Im Mittel: 51,48 % C und 6,68 % H.

0,2748 g Substanz gaben 0,0524 g NH_3 = 0,0432 g N = 15,01 % N.

0,5361 g Substanz gaben 0,0009 g J = 0,17 % J.

0,5243 g Substanz gaben 0,0012012 g J = 0,22 % J.

Im Mittel: 0,19 % J.

---

[1]) Da, wo nichts Weiteres bemerkt ist, wurde das Jod nach dem Titrirverfahren mit Thiosulfatlösung bestimmt.

0,6582 g Substanz gaben 0,01094 g AgCl = 0,00265 g Cl = 0,40 % Cl.
0,7155 g Substanz gaben 0,00753 g AgCl = 0,00183 g Cl = 0,25 % Cl.
Im Mittel: 0,32 % Cl.
0,6582 g Substanz gaben 0,09105 g $BaSO_4$ = 0,0125 g S = 1,89 % S.
0,7155 g Substanz gaben 0,10195 g $BaSO_4$ = 0,0140 g S = 1,95 % S.
Im Mittel: 1,92 % S.
0,2530 g Substanz gaben 0,0014 g Asche = 0,55 % Asche.
0,2626 g Substanz gaben 0,0015 g Asche = 0,57 % Asche.
Im Mittel: 0,56 % Asche.

Auf aschefreie Substanz berechnet:

C	51,77,
H	6,71,
N	15,09,
J	0,19,
S	1,93.

Thyreoglobulin aus normalen Schilddrüsen des Menschen aus Hamburg.

0,2174 g Substanz gaben 0,4103 g CO_2 = 0,1150 g C = 51,47 % C.
0,2502 g Substanz gaben 0,1539 g H_2O = 0,0171 g H = 6,83 % H.
0,2873 g Substanz gaben 0,0536 g NH_3 = 0,0442 g N = 15,41 % N.
0,2497 g Substanz gaben 0,0479 g NH_3 = 0,0383 g N = 15,35 % N.
Im Mittel: 15,38 % N.
0,6601 g Substanz gaben 0,00231 g J = 0,35 % J.
0,3600 g Substanz gaben 0,00123 g J = 0,34 % J.
Im Mittel: 0,34 % J.
0,7239 g Substanz gaben 0,0114 g AgCl = 0,0027 g Cl = 0,37 % Cl.
1,3349 g Substanz gaben 0,0237 g AgCl = 0,0057 g Cl = 0,42 % Cl.
Im Mittel: 0,39 % Cl.
0,7239 g Substanz gaben 0,0964 g $BaSO_4$ = 0,01321 g S = 1,82 % S.
1,3349 g Substanz gaben 0,1860 g $BaSO_4$ = 0,02554 g S = 1,91 % S.
Im Mittel: 1,86 % S.
0,2640 g Substanz gaben 0,0020 g Asche = 0,75 % Asche.
0,2599 g Substanz gaben 0,0020 g Asche = 0,76 % Asche.
Im Mittel: 0,75 % Asche.

Auf aschefreie Substanz berechnet:

C	51,85,
H	6,88,
N	15,49,
J	0,34,
S	1,86.

Thyreoglobulin aus vergrösserten (colloidreichen) Schilddrüsen des Menschen aus Hamburg.

0,2292 g Substanz gaben 0,4322 g CO_2 = 0,1178 g C = 51,42 % C; und 0,1443 g H_2O = 0,0160 g H = 7,00 % H.

0,2930 g Substanz gaben 0,0548 g NH_3 = 0,0452 g N = 15,43 % N.

0,2625 g Substanz gaben 0,0485 g NH_3 = 0,0400 g N = 15,25 % N.

Im Mittel: 15,34 % N.

0,2241 g Substanz gaben 0,0004235 g J = 0,19 % J.

0,6900 g Substanz gaben 0,0046 g AgCl = 0,0011 g Cl = 0,16 % Cl.

0,6728 g Substanz gaben 0,01037 g AgCl = 0,0025 g Cl = 0,37 % Cl.

Im Mittel: 0,26 % Cl.

0,6900 g Substanz gaben 0,0941 g $BaSO_4$ = 0,01277 g S = 1,85 % S.

0,6728 g Substanz gaben 0,08735 g $BaSO_4$ = 0,01199 g S = 1,78 % S.

Im Mittel: 1,81 % S.

0,2411 g Substanz gaben 0,0019 g Asche = 0,78 % Asche.

0,2444 g Substanz gaben 0,0019 g Asche = 0,78 % Asche.

Im Mittel: 0,78 % Asche.

Auf aschefreie Substanz berechnet:

C	51,82,
H	7,05,
N	15,46,
J	0,19,
S	1,83,
(Cl)	(0,26).

Thyreoglobulin aus der exstirpirten Struma einer Basedowkranken.

Eine Struma, die von einer Basedowkranken herrührte, verdanke ich der hiesigen chirurgischen Klinik. Herrn Dr. M. O. Wyss, der die Freundlichkeit hatte, mir dieselbe zu übermitteln, möchte ich auch an dieser Stelle meinen besten Dank aussprechen.

Ich konnte aus dem exstirpirten Lappen so viel Thyreoglobulin darstellen, als ich für zwei Jodbestimmungen benöthigte.

Die Gewinnung des Thyreoglobulins, sowie seine Eigenschaften boten nichts Besonderes. Es enthielt 0,07 % J.

0,3087 g Substanz gaben 0,000154 g J = 0,07 % J.

Thyreoglobulin aus Schilddrüsen von Kindern aus Zürich.

Eine grössere Anzahl von Schilddrüsen von Kindern erhielt ich durch Vermittelung meines Freundes Herrn Dr. R. v. Wyss, Arzt am hiesigen Kinderspital. Demselben sei auch an dieser Stelle mein Dank für seine mir dadurch gewährte Unterstützung ausgesprochen.

Die Drüsen stammten alle von Kindern unter 5 Jahren, bei welchen eine Behandlung mit Jod oder irgend einem Jodpräparate mit Sicherheit ausgeschlossen werden konnte. Die Drüsen wurden in verschiedenen Portionen in der üblichen Weise verarbeitet und das Thyreoglobulin auf Jod untersucht.

Die Analysen ergaben Folgendes:

Präparat I, aus ca. 10 Drüsen:

0,3424 g Substanz enthielten 0,000616 g J = 0,18 % J.

Präparat II, aus ca. 15 Drüsen:

0,4790 g Substanz enthielten 0,000924 g J = 0,19 % J.

Im Durchschnitt: 0,18 % J.

Thyreoglobulin eines Menschen, welcher Jodkalium eingenommen hatte.

Um den Einfluss der künstlichen Jodzufuhr festzustellen, wurde aus der Schilddrüse eines Patienten der hiesigen Klinik, welcher in den drei letzten Wochen seines Lebens 22 g Jodkalium in der täglichen Dosis von 1 g per os zu sich genommen hatte, das Thyreoglobulin gewonnen. Dasselbe wurde in der üblichen Weise dargestellt. Die vergrösserte, etwa 80 g schwere Drüse war mit Colloid reichlich durchsetzt.

Es wurden durch mehrmalige Extraction zwei Präparate dargestellt. Dieselben wichen weder in ihren chemischen noch physikalischen Eigenschaften von denen anderer Menschen ab.

Die Prüfung auf den Jodgehalt ergab Folgendes:

Präparat I:

0,2515 g Substanz lieferten 0,001078 g J = 0,48 % J.

Präparat II:

0,1955 g Substanz lieferten 0,001078 g J = 0,55 % J.

Im Durchschnitt: 0,51 % J.

Der Uebersicht halber seien die Werthe der aus verschiedenen Gegenden aus normalen und pathologisch veränderten Drüsen gewonnenen Präparate vom Menschen nebeneinander gestellt:

Thyreoglobulin vom Menschen

	aus Colloidkröpfen aus Basel	aus Colloidkröpfen aus Zürich	aus dem Kropf einer Basedowkranken	aus colloidreichen Drüsen aus Hamburg	aus Schilddrüsen von Kindern aus Zürich	aus normalen Schilddrüsen aus Hamburg	aus einem Colloidkropf aus Zürich, nach KJ-Zufuhr
C	52,02	51,77	—	51,82	—	51,85	—
H	6,91	6,71	—	7,05	—	6,88	—
N	15,32	15,09	—	15,46	—	15,49	—
J	0,07	0,19	0,07	0,19	0,18	0,34	0,51
S	1,93	1,93	—	1,83	—	1,87	—
(O)	(23,75)	(24,31)	—	(23,65)	—	(23,57)	—

Aus den angeführten Beobachtungen und Analysen geht hervor, dass, wie die Schilddrüse der Thiere, so auch die des Menschen stets einen Eiweisskörper von den Eigenschaften des Thyreoglobulins enthält.

Die Zusammensetzung dieses Eiweisskörpers ist auch beim Menschen, der Jodgehalt ausgenommen, eine constante. Letzterer dagegen ist, wie beim Thier, ein variabler.

Bei näherer Prüfung des Jodgehaltes fällt auf, dass das Thyreoglobulin aus den Kröpfen jodärmer ist als das aus normalen Schilddrüsen, nämlich 0,07 % (Basel), bezw. 0,19 % (Zürich) gegenüber 0,34 % (Hamburg).

Auch enthält das Thyreoglobulin aus den colloidreichen Drüsen aus Hamburg bloss etwa halb so viel Jod (0,19 %) als das aus den normalen Drüsen aus Hamburg (0,34 %).

Der relative Jodgehalt des Thyreoglobulins der colloidreichen Drüsen und Colloidstrumen ist also geringer, während der absolute Jodgehalt der ganzen Drüsen, wie früher schon gezeigt, ein höherer ist.

Nicht ohne Bedeutung ist auch der Befund, dass im Thyreoglobulin der Struma der Basedowkranken das Jod in derselben Menge vorhanden ist, wie in demjenigen der Colloidkröpfe, beispielsweise in dem der Kröpfe aus Basel.

Ferner sehen wir, dass das Thyreoglobulin der Schilddrüsen von Kindern aus Zürich, welche alle das fünfte Lebensjahr nicht überschritten hatten, die gleiche Menge Jod enthält, wie das der Strumen von Erwachsenen. Die Drüsen der Kinder waren entsprechend der herrschenden Kropfendemie zum grössten Theil hypertrophisch und colloidreich.

Die Analysen zeigen uns sodann, dass das Thyreoglobulin des mit Jodkalium behandelten Individuums, dessen vergrösserte Schilddrüse colloidreich war, über die doppelte Menge Jod enthält, als das der übrigen Menschen aus Zürich, und auch weit mehr, als das der normalen Drüsen aus Hamburg. Die Thatsache, dass die Schilddrüse nach Einführung von anorganischem Jod in den Körper einen höheren Jodgehalt aufweist, eine Erscheinung, auf welche schon mehrere Autoren aufmerksam gemacht haben, beruht also auf einem Mehrgehalt des Thyeroglobulins an Jod. Daraus müssen wir schliessen, dass das Thyreoglobulin die Fähigkeit hat, das dem Körper zugeführte Jod zum Theil zu binden. Diese letztere Erscheinung stellt etwas Merkwürdiges und für die Schilddrüse wohl Charakteristisches dar, das das Verständniss der Function dieses Organs nicht wenig erschwert.

Es ist überhaupt einstweilen noch schwierig, sich ein klares Bild über die chemischen Vorgänge in der Thyreoidea zu machen, denn wir sind noch weit davon entfernt, die dazu nothwendige experimentelle Grundlage zu besitzen. Will man daher die am Menschen und am Thier gemachten Beobachtungen in ein Schema zusammenfassen, so kann eine solche «Theorie» den Werth von Vermuthungen nicht überschreiten.

Vor Allem ist wichtig, dass in einzelnen Schilddrüsen ein jodfreies Thyreoglobulin gefunden wurde; denn damit ist wohl gezeigt, dass die Bildung des Eiweisskörpers vor sich geht ohne die Gegenwart von Jod und dass das Jod erst nachträglich von dem fertigen Eiweisskörper gebunden wird. Wichtig ist aber auch, dass dieser Eiweisskörper erst dann seine Wirksamkeit erlangt, wenn er mit Jod eine Verbindung eingegangen ist. Unter eigentlichem Thyreoglobulin sollte man daher wohl nur den jodhaltigen, wirksamen Eiweisskörper verstehen, während der jodfreie eher als Vorstufe aufzufassen sein dürfte.

Dass das Thyreoglobulin derjenigen Drüsen, in welchen es in grosser Menge vorkommt, und das der Colloidkröpfe jodärmer ist als das der normalen Drüsen, welche eine geringere Menge davon enthalten, hat offenbar seinen Grund darin, dass das der Schilddrüse zur Verfügung stehende Jod sich über einen grösseren Theil von Thyreoglobulin vertheilen muss, denn solche colloidreichen Drüsen bezw. Kröpfe haben einen höheren absoluten Jodgehalt als normale Drüsen. Für eine solche Erklärung spricht vor Allem die Thatsache, dass das Thyreoglobulin der Colloidkröpfe, wie wir gesehen haben, jodreicher werden kann, wenn eine vermehrte Jodzufuhr stattfindet.

Ob ein durch Einführung von Jod in den Organismus jodreicher gemachtes Thyreoglobulin eine stärkere physiologische Wirksamkeit entfaltet, als ein jodärmeres, ist noch nicht festgestellt, soll aber ermittelt werden.

Die an den Kalbsschilddrüsen gemachten Erfahrungen zeigen uns auch, dass Unterschiede in der chemischen Zusammensetzung mit solchen im anatomischen Bau einhergehen, nämlich dass das jodfreie Thyreoglobulin bei solchen Strumen sich vorfindet, welche eine einfache Hyperplasie des Drüsengewebes aufweisen, während jodhaltiges Thyreoglobulin in den Drüsen und Kröpfen, welche Colloid enthalten, vorkommt. Der Unterschied, welchen die Anatomen zwischen beiden Kropfarten machen, findet daher auch seine Begründung in ihrem chemischen Verhalten. Vom physiologisch-chemischen Standpunkt aus darf daher auch an eine verschiedene Aetiologie der beiden Kropfarten appellirt werden.

Die an den Colloidstrumen gemachten Befunde lassen vermuthen, dass es sich bei den Colloidkröpfen um eine Anschoppung des normalen Secretionsproduktes,[1]) des Colloids

[1]) Vergl. S. 54.

bezw. Thyreoglobulins, handelt. Worauf eine solche beruht, bedarf noch der Erklärung, möglicher Weise kommt auch eine Hypersecretion der Drüse in Betracht; eine Störung im Abfluss muss aber dennoch gleichzeitig bestehen, denn wäre eine solche nicht vorhanden, so wäre doch anzunehmen, dass das vermehrte Secret freien Abfluss habe.

Bei den hypertrophischen Strumen dagegen liegt die Ursache in einer Vermehrung der secernirenden Zellen und des in denselben vorhandenen jodfreien Eiweisskörpers.

Stellen sich diese angedeuteten Verhältnisse auch bei genauer mikroskopischer Untersuchung als constant heraus, d. h. ist das jodhaltige Thyreoglobulin durchwegs bloss in solchen Drüsen zu finden, welche auch bei der histologischen Untersuchung Colloid erkennen lassen, und jodfreies nur bei solchen, in denen auch das Mikroskop kein Colloid aufzufinden vermag, dann muss man wohl annehmen, dass erst bei der Ausscheidung des Colloids aus der Follikelzelle der Eiweisskörper sich jodirt und zu physiologisch wirksamem Thyreoglobulin wird. Ein solches Verhalten stünde nicht vereinsamt in der Physiologie da, ich erinnere bloss an die Entstehung der Enzyme aus den Zymogenen, an das Freiwerden der Salzsäure im Magen im Momente ihres Austritts aus den secernirenden Zellen.

Die eben ermittelten Thatsachen werfen, wie leicht ersichtlich, zahlreiche Fragen auf, die zu weiterer Forschung ermuntern. Dass diese aber gleichzeitig sowohl die histologischen als auch die chemischen Verhältnisse im Verein mit den Ergebnissen der experimental-physiologischen Prüfung berücksichtigen muss, geht ohne Weiteres aus dem Mitgetheilten hervor. Derartige Untersuchungen sind bereits im Gang.

Die Kenntniss des Jodgehalts des Thyreoglobulins versetzt uns in die Lage, auf einfache Weise die approximative Menge des in den Schilddrüsen und den Kröpfen vorhandenen Thyreoglobulins festzustellen. Es genügt, dazu den Gesammtjodgehalt einer Drüse zu bestimmen und denselben auf Thyreoglobulin umzurechnen. Allerdings liefert diese Methode keine genauen Resultate, denn wir haben gesehen, dass der Jodgehalt innerhalb ziemlich weiter Grenzen schwanken kann; dennoch lassen sich, wenn man von Mittelwerthen ausgeht, Ziffern aufstellen, die von der Wirklichkeit nicht allzu sehr entfernt sein dürften, um so mehr, als es gelingt, bei sorgfältiger Extraction der Drüsen die annähernd berechnete Menge Thyreoglobulin zu gewinnen.

Baumann[1]) fand in Schilddrüsen vom Menschen aus Hamburg, mit einem mittleren Trockengewicht von 4,6 g, durchschnittlich 3,83 mg Jod. Wenn wir den Mittelwerth aus den untersuchten Präparaten aus Hamburg der Berechnung zu Grunde legen, nämlich 0,26 %, so würde das 1,6 g trockenes Thyreoglobulin ausmachen. Letzteres würde also ungefähr den dritten Theil des Trockengewichtes der Drüsen betragen. Dieses Verhältniss ist jedoch kein constantes.

Bei Kröpfen ist die Menge des Thyreoglobulins eine entsprechend grössere und kann unter Umständen bei umfangreichen Strumen bis auf 30 g und mehr (trocken) steigen.

Bei Thieren lässt sich der approximative Thyreoglobulingehalt der Schilddrüse auf ähnliche Weise berechnen.

Ich hatte früher[2]) beispielsweise in einer Schilddrüse vom Schwein 3,01 mg Jod gefunden. Da das Thyreoglobulin des Schweins durchschnittlich 0,46 % Jod enthält, so entspricht dies 0,6 g trockenem Thyreoglobulin bei einem Trockengewicht der Drüse von 6,55 g. Das Verhältniss vom Thyreoglobulin zum Gesammtgewicht der Drüse ist somit wie 1 : 10. Eine andere Drüse enthielt 0,89 mg Jod = 1,9 g Thyreoglobulin bei einem Trockengewicht der Drüse von 3,85 g.; Verhältniss des ersteren zu letzterem = 1 : 2. Eine dritte Drüse enthielt 6,29 mg Jod = 1,3 g. Thyreoglobulin; Trockensubstanz der Drüse 1,95 g. Gewichtsverhältniss beider wie 2 : 3. Auch hier lässt sich der Zusammenhang zwischen dem makroskopisch sichtbaren Colloid und dem Thyreoglobulingehalt deutlich nachweisen. In der ersten

[1]) Zeitschr. f. physiol. Chemie, Bd. XXII, S. 1.

[2]) Zeitschr. f. physiol. Chemie, Bd. XXIII, S. 308.

Drüse, welche nur wenig Colloid enthielt, betrug das Thyreoglobulin bloss den zehnten Gewichtstheil der Drüse, bei der zweiten, die colloidreich war, die Hälfte und bei der dritten, die durchwegs mit Colloid ausgefüllt war, zwei Drittel der ganzen Drüse.

In Hammelsschilddrüsen fand ich das eine Mal 3 mg Jod in einer Drüse, das entspricht, bei dem durchschnittlichen Jodgehalt des Thyreoglobulins dieser Thiere von etwa 0,39 %, 0,7 g Thyreoglobulin bei einem Trockengewicht der Drüse von 1,18 g. Ein anderes Mal fand ich 4,57 mg Jod, entsprechend 1,1 g Thyreoglobulin, Trockengewicht der Drüse 1,7 g. Gewichtsverhältnisse beider wie 1 : 2 bezw. 2 : 3.

Aus diesen Befunden ergibt sich, dass die Schilddrüse relativ ansehnliche Mengen Thyreoglobulin enthält.

Bemerken will ich noch, dass das Thyreoglobulin den weitaus grössten Theil des Colloids ausmacht, das Nucleoproteid dagegen bloss einige wenige Gewichtsprocente des letzteren beträgt. Es ist nicht ausgeschlossen, dass es nur von den Nucleoproteiden der Zellkerne herrührt, welche, wie uns die histologische Untersuchung lehrt, beim Bersten der Follikelepithelien in den Follikelinhalt geraten.

IX. Spaltungsprodukte des Thyreoglobulins und Beziehungen desselben zum Jodothyrin.

In der Absicht, Aufschluss zu erhalten über den Bau des Thyreoglobulins, namentlich über den darin vorhandenen jodhaltigen Complex, über die Stellung und die Bindung des Jods, wurde das Thyreoglobulin mit Hülfe der gebräuchlichen Spaltungsmethoden in seine Bestandtheile zerlegt. Es wurde dabei auch die Bildung des Jodothyrins ins Auge gefasst und dessen Verhältniss zum Thyreoglobulin festgestellt.

Das Thyreoglobulin wurde mit Hülfe der Verdauungsfermente, durch Pepsin und Trypsin, ferner mit verdünnten und concentrirten Mineralsäuren, schliesslich mit concentrirten Alkalien (Barytwasser) gespalten.

A. Spaltung durch Pepsinverdauung.

Um vorerst möglichst hoch stehende Spaltungsprodukte zu erhalten, wurde das Thyreoglobulin mit Pepsinchlorwasserstoffsäure verdaut.

5 g trockenes, pulverisirtes Thyreoglobulin vom Schwein wurden mit 100 ccm. verdünnter Salzsäure (2,5 Th. HCl auf 1000 Th. Wasser) versetzt und bei 35° Wärme 4 Wochen lang der Verdauung überlassen. Die Anfangs trübe Lösung klärte sich bald unter Ausscheidung eines nicht unbeträchtlichen graubraunen flockigen Niederschlages, der sich zu Boden setzte und auch nach vierwöchentlicher Verdauung sich nicht mehr veränderte. Nach genannter Zeit wurde der Niederschlag abfiltrirt, mit 0,25%iger HCl ausgewaschen, bis das Filtrat die Biuretreaction nicht mehr gab. Der in Wasser und Säuren (Essigsäure und Salzsäure) unlösliche, dagegen in Alkalien leicht lösliche Niederschlag zeigte negativen Ausfall der Biuretreaction, der Probe mit Millon's und mit Molisch's Reagens, hingegen positiven Ausfall der Xanthoproteinreaction. Ferner entwickelte er beim Schmelzen Skatol- und Indolgeruch, wurde durch Phosphorwolframsäure gefällt und enthielt 5,27% Jod.

0,1503 g Substanz gaben 0,0147 AgJ = 0,00793 g J = 5,27% J.

Eine andere Portion Thyreoglobulin vom Schwein wurde in der gleichen Weise verarbeitet. Das gewonnene Produkt enthielt jedoch viel weniger Jod, nämlich 1,03%.

0,3120 g Substanz gaben 0,0061 g AgJ = 0,0032 g J = 1,03% J.

Daraus geht hervor, dass das aus dem Thyreoglobulin des Schweines bei langdauernder Pepsinverdauung erhaltene, in verdünnten Säuren unlösliche Produkt keinen constanten Jodgehalt aufweist. Aehnliche Erfahrungen machte ich auch, wie wir gleich sehen werden, bei der Spaltung mit verdünnten Mineralsäuren; ich werde daher weiter unten auf diesen Gegenstand zu sprechen kommen.

In gleicher Weise wurde danach das aus menschlichen Drüsen dargestellte Thyreoglobulin, und zwar sowohl das aus normalen wie auch das aus Strumen gewonnene, verarbeitet. Die erhaltenen Produkte zeigten das gleiche Verhalten wie der aus Schweinsschilddrüsen erhaltene Körper. In dem Jodgehalt wichen sie aber beträchtlich von einander ab. Das aus normalen Drüsen gewonnene Produkt enthielt 0,63 % Jod; das aus Kröpfen erhaltene bloss 0,31 % Jod.

0,3380 g des aus normalen Drüsen gewonnenen Produktes gaben nach dem Titrirverfahren 0,00215 g J = 0,63 % J.

0,3050 g des aus Kröpfen erhaltenen Produktes gaben nach dem Titrirverfahren 0,0009 g J = 0,30 % J.

0,2301 g desselben Körpers gaben 0,00077 g J = 0,33 % J.

Aus diesen Analysen ergibt sich, dass das Pepsinverdauungsprodukt des aus menschlichen Drüsen gewonnenen Thyreoglobulins auch einen schwankenden Jodgehalt aufweist. Bemerkenswerth ist, dass derselbe bedeutend niedriger ist, als der des Verdauungsproduktes des Thyreoglobulins vom Schwein, was wohl mit dem niedrigeren Jodgehalt des Thyreoglobulins vom Menschen gegenüber dem des Thyreoglobulins vom Schwein zusammenhängt.

Das in verdünnten Säuren unlösliche Verdauungsprodukt, welches, wie das Fehlen der Biuretreaction zeigt, nicht mehr die Eigenschaften eines Eiweisskörpers besitzt, steht dadurch in naher Beziehung zum Jodothyrin, wenn es nicht überhaupt mit ihm identisch ist.

Schon Hutchison[1]) ist es gelungen, aus dem durch Ausziehen der Schilddrüse mit verdünntem Alkali und nachherigem Fällen mit Essigsäure erhaltenen Produkt, durch Verdauung mit Pepsinsalzsäure einen Körper zu gewinnen, der keine Biuretreaction mehr zeigte (proteidfreier Körper Hutchison's). Derselbe wurde aber phosphorhaltig (0,8 %) befunden. Dieser Phosphorgehalt rührt vermuthlich daher, dass Hutchison bei seinem Verfahren zur Darstellung des Colloids durch Ausziehen mit verdünntem Alkali sowohl das Thyreoglobulin wie das Nucleoalbumin mit in Lösung bekam, worauf dann beide durch Essigsäure gefällt wurden. Der Verdauungs-

1) Hutchison, Journ. of physiol. Bd. XX, Nr. 6. 1896.

rückstand des Colloids bestand alsdann aus einem Nuclein und dem jodhaltigen Körper.

In dem von dem unlöslichen Verdauungsrückstand getrennten Filtrat wurden nach dem von E. P. Pick[1]) ausgearbeiteten Verfahren die Albumosen und die Peptone getrennt. In Betreff der Einzelheiten des Verfahrens, sowie deren näherer Begründung verweise ich auf die Abhandlungen von E. P. Pick. Die vorerst mit verdünnter Natronlauge neutralisirte, dann ziemlich stark eingeengte Verdauungslösung wurde mit der zehnfachen Menge 96⁰/₀igen Alkohols versetzt, wodurch die Protalbumose und die grösste Menge der Deuteroalbumosen und Pepton B in Lösung blieb, die Heteroalbumose und Pepton A dagegen in weissen Flocken, die sich bald zu einer klebrigen Masse znsammenballten, ausgeschieden wurden. Dieser Niederschlag enthielt nur Spuren von Jod.

Die alkoholische Lösung wurde zur Syrupconsistenz eingeengt, alsdann in Wasser aufgenommen, und die wässerige Lösung mit dem gleichen Volumen gesättigter Ammonsulfatlösung versetzt, wobei die Protalbumose ausfiel. Dieselbe wurde abfiltrirt; sie erwies sich als stark jodhaltig. Das Filtrat wurde mit dem halben Volumen gesättigter Ammonsulfatlösung versetzt. Die ausgeschiedene Deuteroalbumose A erwies sich wiederum als jodhaltig. Ebenso die durch vollständige Sättigung mit Ammonsulfat gewonnene Deuteroalbumose B und die durch nachherigen Zusatz von verdünnter Schwefelsäure erhaltene Deuteroalbumose C. Das durch Einengen der Lösung erhaltene Pepton B enthielt dagegen nicht viel Jod. Quantitative Jodbestimmungen konnten der geringen Menge der Substanz wegen nicht ausgeführt werden. Doch ist anzunehmen, dass die Spuren von Jod in der Heteroalbumose und dem Pepton A wohl auf Verunreinigungen mit den alkohollöslichen Albumosen zu beziehen sind,[2]) dass dagegen die Protalbumose und die Deuteroalbumosen Jod in beträchtlicher, das Pepton B wiederum nur in geringer Menge ent-

---

1) E. P. Pick, Zeitschr. f. physiol. Chemie, Bd. XXIV, S. 246 und Bd. XXVIII, S. 219.

2) Zeitschr. f. physiol. Chemie, Bd. XXVIII, S. 219.

halten. Das Jod ist somit in den durch Pepsinsalzsäure erhaltenen Zersetzungsprodukten ungleichmässig vertheilt.

In welcher Beziehung die einzelnen Albumosen und Peptone genetisch zu einander stehen, ist noch nicht ermittelt. Vielleicht sind die oben skizzirten Versuche bei Wiederholung an grösseren Mengen von Thyreoglobulin und unter Berücksichtigung des genauen Jodgehalts geeignet, werthvolle Beiträge in dieser Richtung zu liefern. Es spricht z. B. das Vorkommen des Jods in der Protalbumose und den Deuteroalbumosen dafür, dass diese auseinander oder aus demselben jodhaltigen Complex des ursprünglichen Eiweissmoleküls, nicht aber aus der Heteroalbumose hervorgehen.

In dieser Beziehung ist von besonderem Interesse, dass die Heteroalbumose, welche nach den Untersuchungen von Pick[1]) eine Sonderstellung unter den peptischen Verdauungsprodukten einnimmt, insofern als sie bei ihrer Spaltung kein Tyrosin, keinen Indol liefernden Complex, keine Kohlehydratgruppe, dagegen reichlich Glycocoll (Spiro)[2]) liefert und sich durch einen relativ hohen Gehalt an Diaminostickstoff auszeichnet, in diesem speciellen Falle überdies von den anderen Spaltungsprodukten dadurch abweicht, dass sie im Gegensatz zu denselben kein Jod enthält.

B. Spaltung durch Trypsinverdauung.

7 g Thyreoglobulin vom Schwein wurden mit ca. 120 ccm. verdünnter Sodalösung (2 Th. Soda auf 1000 Th. Wasser) und etwas Trypsin versetzt und bei 35° vier Wochen der Verdauung überlassen. Die klare Lösung gab nach jener Zeit nur noch eine unbedeutende Trübung auf Zusatz von Ammonsulfat. Essigsäure, bis zur schwach sauren Reaction zugesetzt, erzeugte keinen Niederschlag, der Jodothyrincomplex war somit durch die Trypsinverdauung zerstört worden. Die Lösung enthielt Jod in organischer Bindung.

Die neutralisirte Lösung wurde eingeengt, wonach sich reichlich Tyrosinkrystalle in charakteristischer Form aus-

1) Zeitschr. f. physiol. Chemie, Bd. XXVIII, S. 219.

2) ibid., Bd. XXVIII, S. 186.

schieden. Dieselben wurden abfiltrirt, aus ammoniakalischem Alkohol umkrystallisirt und mittelst des Millon'schen Reagens und der Probe nach Piria identificirt. Nach weiterer Einengung schieden sich Leucinkugeln aus.

Aus der Beobachtung, dass bei Trypsinverdauung einerseits Tyrosin in reichlicher Menge ohne vorhergehende Jodabspaltung entsteht, andererseits das Jod in organischer Bindung in Lösung bleibt, lässt sich schliessen, dass das Jod im Thyreoglobulin nicht — wie für das künstlich jodirte Jodalbumin schon verschiedentlich angenommen worden ist — an die Tyrosingruppe gebunden ist. Mit der Identificirung des organischen jodhaltigen Complexes, der bei der Trypsinverdauung abgespalten wird, bin ich zur Zeit noch beschäftigt.

C. Spaltung mit verdünnten Säuren.

Das Thyreoglobulin wurde alsdann auf das Verhalten gegenüber verdünnten Säuren geprüft. Um ein mit dem Baumann'schen Jodothyrin vergleichbares Object zu erhalten, wurde zuerst 10%ige Schwefelsäure gewählt.

14 g Thyreoglobulin vom Schwein wurden 5 Stunden mit 80 ccm. 10%iger Schwefelsäure unter Rückflusskühlung auf dem Sandbade erhitzt. Dabei schied sich ein feinflockiger brauner Niederschlag aus, während die Lösung eine braune Farbe annahm. Der Niederschlag wurde auf einem Filter gesammelt und mit Wasser so lange ausgewaschen, bis das Waschwasser schwefelsäurefrei war, sodann der noch feuchte Rückstand so lange mit Alkohol von 96% ausgekocht, bis letzterer sich bei dieser Procedur nicht mehr braun färbte. Die alkoholische Lösung wurde auf dem Wasserbade bis zur Trockne eingeengt und der Rückstand bis zur Gewichtsconstanz getrocknet. Dieser Körper stellte ein braunes Pulver dar, welches in Wasser und Säuren unlöslich, in Alkalien leicht löslich war. Es gab keine Biuretreaction, keine Reaction mit Millon's und Molisch's Reagens, dagegen Xanthoproteinreaction, war fällbar durch Phosphorwolframsäure und enthielt viel Jod, stimmte somit nach seiner Darstellungsweise und seinen Eigenschaften mit dem Baumann'schen Jodothyrin überein. Aus den 14 g Thyreo-

globulin wurden 0,18 g Jodothyrin gewonnen, was einer Ausbeute von 1,3% gleichkommt.

0,0842 g des so erhaltenen Jodothyrins gaben 0,0223 g AgJ = 0,0113 g J = 14,29% Jod.

Dieser hohe Jodgehalt ist bisher noch in keinem Jodothyrinpräparat gefunden worden.[1]) Um zu erfahren, ob er ein constanter sei, habe ich eine zweite Portion Thyreoglobulin anstatt mit Schwefelsäure mit 10%iger Salzsäure zersetzt. Dabei erhielt ich ein hellgrau gefärbtes Produkt (während das durch Schwefelsäurespaltung gewonnene stets dunkelbraun ist), das den gleichen Jodgehalt aufwies.

10 g Thyreoglobulin wurden mit 10%iger Salzsäure 4 Stunden auf dem Sandbade unter Rückflusskühlung im Sieden erhalten. Aus dem gebildeten Niederschlag, welcher eine viel hellere Farbe besass als bei Anwendung von Schwefelsäure, wurde nach der üblichen Weise Jodothyrin gewonnen.

0,0693 g dieses Präparats gaben 0,0186 g AgJ = 0,01003 g J = 14,48% Jod.

Die Uebereinstimmung im Jodgehalt dieser beiden Präpärate könnte leicht zu der Anschauung führen, dass man auf die eben geschilderte Weise, d. h. unter Verwendung von reinem Thyreoglobulin ein Jodothyrin zu gewinnen im Stande ist, das einen constanten Jodgehalt besitzt, und dass die Schwankungen in letzterem, die früher stets — von Baumann, Roos und anderen — beobachtet wurden, einfach darauf beruhen, dass jene Autoren die ganzen Drüsen verarbeitet hatten.

Um in Betreff dieser Frage genauen Aufschluss zu erhalten, musste daher eine grössere Anzahl von Präparaten hergestellt und untersucht werden, umsomehr, als die beiden erwähnten Jodothyrinpräparate von derselben Portion Thyreoglobulin herrührten.

Es zeigte sich in der That, dass ein drittes Jodothyrinpräparat, das aus Thyreoglobulin gewonnen worden war, welches von anderen Drüsen, aber ebenfalls vom Schwein, herrührten, viel weniger, nämlich 5,96% Jod enthielt.

---

[1]) Vergleiche: Baumann, Zeitschr. f. physiol. Chemie, Bd. XXI, S. 323; Roos, Zeitschr. f. physiol. Chemie, Bd. XXV, S. 3 u. ff.

0,1331 g Jodothyrin gaben 0,0147 g AgJ = 0,0079 g J = 5,96 % Jod.

Dieses Jodothyrin war jedoch mit siedend heissem Alkohol aus dem beim Kochen mit Säure erhaltenen Niederschlag extrahirt worden, wobei sich beim Abkühlen die alkoholische Lösung getrübt hatte. Es wurde deshalb vermuthet, dass dem durch Eindampfen der alkoholischen Lösung erhaltenen Jodothyrin fremde Bestandtheile beigemengt waren, welche den Jodgehalt herabsetzten. Um diesen Zweifel zu heben, wurde das trockene Jodothyrin mit 90%igem Alkohol in der Kälte ausgezogen, die Lösung filtrirt und das klare Filtrat eingeengt. Der Rückstand, welcher das reine Jodothyrin darstellen sollte, zeigte nun einen Jodgehalt von 7,11 %.

0,1241 g Jodothyrin gaben 0,01653 g AgJ = 0,0088 g J = 7,11 % Jod.

Dieses zweite Jodothyrinpräparat enthielt immerhin bloss halb so viel Jod als das erste. Durch eine dritte Extraction mit kaltem Alkohol konnte der Jodgehalt nicht mehr in die Höhe getrieben werden.

Ein 4., 5. und 6. Jodothyrinpräparat, die auf die gleiche Weise hergestellt wurden, zeigten auch dasselbe Verhalten und enthielten wechselnde Mengen von Jod, die zwischen 4 und 7 % schwankten. Aehnliches hat auch Blum[1]) beobachtet. Aus diesem wechselnden Jodgehalt sind wir aber nicht berechtigt, etwa auf die Inconstanz des Produktes zu schliessen, vielmehr müssen wir annehmen, dass eben die Fähigkeit des Thyreoglobulins, das Jod in verschiedener Menge zu binden, dem Jodothyrincomplex eigen ist.

Hervorgehoben mag noch werden, dass, wenn man die von dem beim Kochen sich bildenden Rückstand abfiltrirte Lösung (d. h. die 10%ige Säure, welche die löslichen Spaltungsprodukte des Thyreoglobulins enthält und starke Biuretreaction gibt) noch weiter kocht, sich kein weiterer Niederschlag mehr ausscheidet, obgleich die Albumosen Jod enthalten. Ausserdem sind diese Albumosen und Peptone, trotz ihres Jodgehalts, wie

---

1) Zeitschr. f. d. gesammte Physiol., Bd. 77, S. 70.

v. Cyon und ich[1]) nachgewiesen haben, physiologisch ganz unwirksam. Diese Thatsachen legen den Gedanken nahe, dass sich vielleicht beim Kochen mit Säure Jod aus dem Jodothyrin abspaltet und sich an die Albumosen-Peptone anlagert. Dadurch wäre sowohl die physiologische Unwirksamkeit als die Unmöglichkeit, weiteres Jodothyrin aus den Albumosen abzuspalten, erklärt.

D. Spaltung mit concentrirten Säuren.

Ferner wurde das Thyreoglobulin durch Kochen mit concentrirter Salzsäure in seine Bestandtheile zerlegt. Zu diesem Zweck wurden 5 g Thyreoglobulin mit etwa der 10fachen Menge concentrirter Salzsäure unter Rückflusskühlung 5 Stunden auf dem Sandbade im Sieden erhalten. Nach dieser Zeit gab die Lösung die Biuretreaction nicht mehr. Durch Einengen auf dem Wasserbade wurde der grösste Theil der Salzsäure verjagt, sodann der Rückstand in Wasser aufgenommen und mit Phosphorwolframsäure versetzt, wobei ein starker Niederschlag entstand. Derselbe wurde abfiltrirt, mit schwefelsäurehaltigem Wasser so lange ausgewaschen, bis das Filtrat keine Chlorreaction mehr gab, alsdann in Wasser aufgenommen, gekocht, wobei sich ein Theil löste, und die Lösung heiss filtrirt. Beim Abkühlen schieden sich Krystalle aus, welche sich beim Veraschen als jodhaltig erwiesen. Die Menge des darin gefundenen Jods betrug jedoch nur höchstens einige Procente der in dem verarbeiteten Thyreoglobulin vorhandenen Jodmenge. Durch die Einwirkung der siedenden Salzsäure wurde nämlich der grösste Theil des Jods in Freiheit gesetzt, ähnlich wie bei der Zersetzung des Gorgonins durch kochende Salzsäure (Drechsel).[2])
Die Lösung des zersetzten Thyreoglobulins enthielt in der That viel Jod in Jodidform, wogegen freies Jod darin nicht nachweisbar war.

Das vom Phosphorwolframsäureniederschlag getrennte Filtrat wurde bis zur bleibenden Alkalescenz mit Baryumhydroxyd versetzt, der gebildete Niederschlag abfiltrirt, das

[1]) Arch. f. die gesammt. Physiol., Bd. 83, S. 199.
[2]) Zeitschr. f. Biologie, Bd. 15, N. F. S. 90.

Filtrat mit Schwefelsäure neutralisirt und das ausgeschiedene Baryumsulfat entfernt.

Das klare Filtrat wurde mit Quecksilberacetatlösung im Ueberschuss versetzt, wodurch ein weisser, flockiger Niederschlag entstand. Derselbe wurde abfiltrirt, in Wasser aufgeschwemmt, mit Schwefelwasserstoff zersetzt, das gebildete Schwefelquecksilber entfernt und das klare gelbliche Filtrat bis zur Trockne eingedampft. Der Rückstand wurde alsdann mit rauchender Salzsäure versetzt, wobei sich Krystalle von salzsaurer Glutaminsäure ausschieden.

Die Quecksilberacetat enthaltende Lösung wurde mit Schwefelwasserstoff zersetzt, der gebildete Niederschlag abfiltrirt, das Filtrat eingeengt, das überschüssige Baryum mit Schwefelsäure, die Salzsäure mit frisch gefälltem Silberoxyd entfernt und schliesslich die Lösung eingeengt. Dabei schied sich Tyrosin und Leucin aus, welche beide aus ammoniakalischem Alkohol umkrystallisirt wurden.

Wie bei der Trypsinverdauung konnte auch durch Zersetzung mit Salzsäure Tyrosin gewonnen werden, wonach, wie schon bemerkt, der Schluss berechtigt erscheint, dass das Jod nicht an die Tyrosingruppe gebunden ist.

Die durch Spaltung mit Säuren sowohl, als mit Alkalien erhaltenen weiteren Produkte sind noch Gegenstand der Untersuchung.

E. Spaltung mit Barytwasser.

Endlich wurde das Thyreoglobulin durch Kochen mit Aetzbaryt zersetzt. Zu diesem Zwecke wurden etwa 50 g Thyreoglobulin (vom Schwein) in eine emaillirte Blechschale gebracht, mit Wasser versetzt und so viel Aetzbaryt zugefügt, dass beim Kochen stets noch ungelöstes Baryt am Boden des Gefässes vorhanden war. Die Lösung wurde alsdann so lange im Sieden erhalten, bis sie die Biuretreaction nicht mehr gab, was nach mehrtägigem Sieden erreicht war; dabei wurde unter Nachgiessen von Wasser dafür gesorgt, dass die Flüssigkeit stets auf ihrem ursprünglichen Volumen blieb. Nach vollendeter Zersetzung wurde die Lösung filtrirt und das Filtrat durch Einleiten von Kohlensäure und nachträgliches Kochen vom Baryt befreit. Da jedoch auf Zusatz von Schwefelsäure noch ein weiterer Niederschlag entstand, so wurden die letzten Mengen von Baryt mit Schwefelsäure ausgefällt. Nachdem das schwefelsaure Baryt abfiltrirt worden war, wurde das saure Filtrat mit Phosphorwolframsäure versetzt. Der entstandene Niederschlag wurde auf einem Filter gesammelt, mit Wasser, dem etwas Schwefelsäure zugefügt worden war, ausgewaschen, getrocknet und auf Jod untersucht. Es enthielt organisch gebundenes Jod. Das Filtrat des Phosphorwolframsäureniederschlages wurde bis zur bleibenden Alkalescenz mit Baryt versetzt, der Niederschlag abfiltrirt, die Lösung mit Kohlensäure und darauf mit Schwefelsäure vom Baryt befreit und filtrirt. Darauf wurde das genau neutralisirte Filtrat mit Silbernitrat versetzt, wobei ein voluminöser Niederschlag entstand. Derselbe wurde abfiltrirt, mit Wasser ausgewaschen, alsdann mit Wasser in ein Gefäss gespült und mit ausgekochter verdünnter Salpetersäure übergossen. Ein Theil des Niederschlages ging in Lösung; letztere wurde durch Filtration von dem unlöslichen Niederschlag getrennt. Das gelbe klare Filtrat wurde sodann mit Ammoniak genau neutralisirt, wobei ein flockiger, brauner Niederschlag entstand. Derselbe wurde abfiltrirt, mit Wasser ausgewaschen, vom Filter genommen und in Wasser aufgeschwemmt, dann mit Schwefelwasserstoff zersetzt und das gebildete Schwefelsilber entfernt. Das gelbe klare Filtrat wurde auf dem Wasserbade eingeengt und der Rückstand getrocknet. Derselbe stellte einen hellbraunen, leicht zerreibbaren Körper dar. Die Analyse ergab das Vorhandensein einer beträchtlichen Menge organisch gebundenen Jods.

Auf die eben geschilderte Weise hatte Drechsel[1]) aus dem Gerüst einer Koralle (Gorgonia Cavolinii) ein krystallisirbares, jodhaltiges Produkt, die Jodgorgosäure, erhalten, welches er als Amidojodbuttersäure auffasste. Trotz eifrigen Bemühens ist es mir nicht gelungen, den aus dem Thyreoglobulin abgespaltenen Körper in Krystallform zu erhalten. Uebrigens

---

1) Drechsel, l. c.

enthält letzterer auch beträchtlich weniger Jod als die Jodgorgosäure. Die Versuche wurden dadurch bedeutend erschwert, dass wegen der Leichtlöslichkeit des Jodkörpers, sowohl in verdünnten Alkalien als in verdünnten Säuren, die Ausbeute nur eine sehr geringe war.

Des Vergleichs halber wurde auch künstlich jodirtes Hühnereiweiss auf ähnliche Weise mit Baryt zersetzt. Das dabei erhaltene Jodprodukt enthielt 23,08 % organisch gebundenen Jods,[1]) konnte aber auch nicht in krystallisirtem Zustande erhalten werden.

Es wurde alsdann der durch Barytspaltung aus Thyreoglobulin erhaltene Jodkörper auf sein Verhalten im Organismus geprüft. Zu diesem Zweck wurde er einem im Stoffwechselgleichgewicht sich befindenden Hunde verabreicht. Es stellte sich dabei heraus, dass er ohne jede Wirksamkeit auf den Stoffwechsel ist; es trat, wie aus folgender Tabelle ersichtlich, nach dem Einverleiben des Präparates bei dem Versuchsthier keine Vermehrung des Harnstickstoffes auf.

Versuchstage	Harnmenge	Specifisches Gewicht	N-Gehalt	Körper-Gewicht	Einnahmen	Bemerkungen
1	710	1007	4,8987	8710	Täglich:	
2	800	1008	5,1168	8800	110 g Hundekuchen	
3	740	1007	4,1247	8820	550 ccm. Milch	
4	710	1008	4,3842	8840	500 ccm. Wasser	
5	615	1009	4,0401	8840		
6	805	1007	4,9160	8860		0,5 g Jodsubstanz verabreicht.
7	870	1007	5,5862	8870		
8	810	1007	4,9685	8890		
9	800	1006	3,9560	8940		
10	785	1007	4,9039	8840		

Aus diesem Versuch geht hervor, dass durch die tiefe Spaltung mit Aetzbaryt der wirksame jodhaltige Complex des Thyreoglobulins zerstört wird. Zu bemerken ist noch, dass

1) Drechsel's Jodgorgosäure enthält 45 % Jod.

der eben beschriebene Jodkörper beim Schmelzen mit Aetznatron und Salzpeter keinen Geruch nach Skatol, sondern einen fettsäureartigen Geruch entwickelt.

X. Ueber den Modus der Schilddrüsenfunction.

Die in Erfahrung gebrachten Thatsachen sind geeignet, uns einen Einblick zu gewähren in die Art, wie die Schilddrüse ihre Function ausübt, d. h. uns den Modus ihrer Function klar zu legen.

Vorerst müssen wir uns Rechenschaft geben über die Beziehung, welche die aus der Schilddrüse dargestellten Eiweisskörper, namentlich das Thyreoglobulin, zu dem von den Anatomen als Schilddrüsencolloid bezeichneten Körper haben. Es ergibt sich Folgendes:

Der Versuch hat uns gelehrt, dass der wirksame Körper der Schilddrüse, das Thyreoglobulin, einzig und allein das Jod enthält. Da andererseits der Jodgehalt der Schilddrüse mit deren Colloidreichthum steigt,[1]) so folgt daraus, dass das Thyreoglobulin im Colloid enthalten ist. Nun musste noch ermittelt werden, ob ausserdem im Colloid noch der zweite Eiweisskörper, das Nucleoproteid, enthalten ist. Zu diesem Zwecke wurde das Colloid aus in 70⁰/₀igem Alkohol gehärteten Schweinsschilddrüsen mechanisch isolirt und auf Phosphor untersucht. Die Probe fiel stark positiv aus. Das Colloid enthält also auch das Nucleoproteid. Wir sind somit berechtigt, zu erklären, dass in den normalen Schilddrüsen der im anatomischen Sinne als Colloid bezeichnete Körper ein Gemenge von Thyreoglobulin und Nucleoproteid darstellt.

Somit dürfte der Beweis, dass das Colloid der Anatomen thatsächlich das wirksame Princip der Schilddrüse enthält, bis zu Ende geführt sein.

Nun wird das Colloid, wie aus den Beobachtungen der Histologen (Langendorff,[2]) Biondi[3]) und namentlich Hür-

[1]) Oswald, Zeitschr. f. physiol. Chem., Bd. XXIII., S. 265, 1897.
[2]) Langendorff, Arch. f. Anat. u. Physiol., 1889, Supplement, S. 219.
[3]) Biondi, Berl. klin. Wochenschr., 1888.

thle[1]) hervorgeht, nach Art der Secrete anderer Drüsen gebildet. Die Berechtigung liegt somit vor, in dem Colloid der Thyreoidea das Secret dieser Drüsen im wahren und allgemeinen Sinne des Wortes zu erblicken.

Zahlreiche Autoren, u. A. Langendorff, Biondi und namentlich Hürthle, haben unter dem Mikroskope die Beobachtung gemacht, dass das Colloid durch die Lymphbahnen in den Körperkreislauf übergeht. Daraus ergibt sich der Schluss, dass die Thyreoidea eine Drüse ist im gleichen Sinne wie etwa die Speicheldrüsen, das Pankreas oder die Magendrüsen, nur mit dem Unterschiede, dass sie ihr Secret nicht durch einen speciellen Ausführungsgang, sondern durch die Lymphbahnen dem Organismus zuführt.

Es liegt daher kein Grund vor zur Behauptung, dass der Einfluss, den die Schilddrüse auf den allgemeinen Stoffwechsel ausübt, lediglich durch in der Drüse selbst sich abspielende Vorgänge (ihren intraglandulären Stoffwechsel) bedingt sei.

Gegen den Einwand, dass, wenn die Schilddrüse ihr Secret in den Organismus ergiessen würde, dann aber auch Jod im Körper nachweisbar sein müsste, sei hervorgehoben, dass die Menge des in den Körper gelangenden Thyreoglobulins nur eine so geringe ist, dass sie unseren Nachweisungsmethoden sehr wohl entgehen kann.[2])

XI. Schicksal des Thyreoglobulins im Thierkörper.

Es ist gezeigt worden, dass das Thyreoglobulin in den allgemeinen Kreislauf übergeht. Es war im Weiteren von besonderem Interesse, zu erfahren, welchem Schicksal das dem Körper einverleibte Thyreoglobulin anheimfalle. Zu diesem Zwecke wurde Hunden Thyreoglobulin mit der Nahrung verabreicht und alsdann der Harn auf Jod untersucht. Bei diesen Versuchen wurden den Thieren selbstverständlich nur solche

---

1) Hürthle, Pflüger's Arch., Bd. 56, S. 1.

2) In Betreff der gegen diese Auffassung von Blum (Pflüger's Archiv, Bd. 77, S. 70) erhobenen Einwände vergleiche meine Abhandlung in Pflüger's Archiv, Bd. 79, S. 450.

Mengen Thyreoglobulin eingegeben, die sich nicht allzu sehr von den physiologischen Verhältnissen entfernten. Die eingeführten Gaben übertrafen daher nie 1 bis 1,5 g Thyreoglobulin; bei diesen Dosen erfolgt ja ohnehin, wie wir gesehen haben,[1]) eine Vermehrung des Harnstickstoffes, die etwa 45% der vor dem Versuche ausgeschiedenen Stickstoffmenge beträgt; sie stellen somit schon Quantitäten dar, wie sie normaler Weise dem Organismus von der Schilddrüse nicht zugeführt werden. Im Harn der Versuchsthiere konnte nach der Verabreichung des Thyreoglobulins niemals weder organisch gebundenes Jod, noch freies Jod, noch Jodide nachgewiesen werden. Es erfolgt daraus, dass kleine Mengen Jod, in Form von Thyreoglobulin eingegeben, im Organismus zurückbehalten werden. Dass das Thyreoglobulin den Darm nicht etwa unverändert passirt hätte und per anum ausgeschieden worden wäre, ist schon deshalb nicht anzunehmen, weil jeweils die Wirkung auf den Stoffwechsel zum Ausdruck gekommen war, somit die Resorption stattgefunden hatte.

Blum[2]) kam bei seinen Versuchen zu anderen Resultaten. Nach diesem Autor soll nach Fütterung mit Schilddrüsen im Harn Jod in Jodidform auftreten. Zum Beweise seiner Anschauung führt er folgende Versuche an:

Ein Hund erhielt an 5 auf einander folgenden Tagen täglich 100 g frische Hammelsschilddrüsen,[3]) was pro die mindestens 0,05 g Jod ausmacht. Am zweiten Fütterungstage, also nach Darreichung von ca. 0,1 g Jod, soll Jodkali im Harn nachgewiesen worden sein. Daraus wurde geschlossen, dass die Jodsubstanz der Schilddrüse im Körper zersetzt und das Jod durch die Nieren ausgeschieden werde. Wie wenig es aber aus diesem Versuche gestattet ist, einen Schluss auf normale Vorgänge abzuleiten, wird sofort klar, wenn man bedenkt, dass ein Decigramm Jod 200 g Hammelsschilddrüsen entspricht, d. h. eine Menge darstellt, welche weit über die

---

1) Vergl. S. 20.

2) Blum. Pflüger's Arch., Bd. 77, S. 70.

3) Derselbe, Münch. med. Woch., 1897, Nr. 9.

Jodquantitäten hinausgeht, wie sie für die Norm in Betracht kommen kann.

Nicht beweisender sind folgende von Blum ausgeführten Versuche:[1]) Ein Hund erhielt innerhalb 6 Tage 0,163 g Jod; ein zweiter während der gleichen Zeitdauer 0,355 g Jod in Form von Schilddrüsensaft; ein dritter während des gleichen Zeitraums 0,296 g Jod, wiederum in Form von Schilddrüsensaft; ein vierter endlich unter den gleichen Bedingungen 1,99 g Jod. Im Urin sämmtlicher Hunde konnte in den darauffolgenden Tagen Jod in Jodidform nachgewiesen werden.

Hier aber, wie in den erwähnten Versuchen, handelt es sich um eingeführte Jodmengen, die viel zu hoch sind, um mit physiologischen Verhältnissen verglichen werden zu können. Berechnen wir aus dem Jod die eingenommene Thyreoglobulinmenge (aus Hammelsschilddrüsen), so stellt sich heraus, dass der erste Hund ca. 30 g Thyreoglobulin bekommen hatte, der zweite ca. 70 g, der dritte ca. 59 g, der vierte ca. 39 g. Nun haben meine Versuche ergeben, dass die Einführung eines einzigen Grammes Thyreoglobulins (aus Schweinsschilddrüsen = 0,0046 g Jod) schon so gewaltige Störungen im Stoffwechsel verursacht (Erhöhung der N-Ausscheidung während der darauffolgenden 24 Stunden um beinahe die Hälfte ihres Betrages), dass daraus entnommen werden muss, dass sich so grosse Mengen (also 1 Gramm) innerhalb 24 Stunden aus der Schilddrüse nicht in den Körperkreislauf ergiessen können, denn sonst wäre es nicht möglich, den gesunden Organismus durch gleichmässige Nahrungsaufnahme im Stickstoffgleichgewicht zu erhalten. Die Versuchsbedingungen, so wie ich sie gewählt habe, übertreffen also schon bei Weitem die Norm, diejenigen von Blum übertreffen aber meine noch um das 30 bis 70fache! Sie fallen also gänzlich ausserhalb des Rahmens physiologischer Verhältnisse und gestatten keinen Schluss auf normale Vorgänge.

XII. Ueber die Function der Schilddrüse.

Die Beobachtung, dass die Schilddrüse ein Secret liefert, welches in den allgemeinen Körperkreislauf gelangt, ist eine

1) Pflüger's Arch., Bd. 77, S. 103.

Thatsache von fundamentaler Bedeutung für die Beurtheilung der Function dieses Organs.

Auf Grund unserer heutigen Kenntnisse können wir behaupten, dass die Schilddrüse zu den Stoffwechselvorgängen in enger Beziehung steht. Den Beweis dazu liefern einerseits die Fütterungsversuche mit der ganzen Drüse (Roos)[1]) bezw. mit den aus ihr dargestellten Präparaten (Jodothyrin [Roos,[2]) Magnus-Levy[3])]), andererseits auch die Erfahrung, dass der Stoffwechsel der Myxödematösen, welcher ein herabgesetzter ist, durch Einführung eines im Sinne der Schilddrüse wirksamen Präparates wieder gehoben wird (Magnus-Levy[4])). Die Thatsache nun, dass das aus der Schilddrüse isolirte Thyreoglobulin an und für sich einen direkten Einfluss auf den Stoffwechsel ausübt, berechtigt zu der Annahme, dass die Wirkung der ganzen Drüse auf den Stoffwechsel durch Vermittelung ihres Secretes, d. h. des Thyreoglobulins, erfolgt.

Eine gewisse Wahrscheinlichkeit scheint dafür zu sprechen, dass überhaupt der Schilddrüse die Aufgabe zukomme, den Lauf der feineren Vorgänge des Stoffwechsels zu dirigiren, somit den Stoffwechsel zu reguliren. Freilich liegen zu dieser Behauptung nichts weniger als zwingende Beweise vor. Sie gibt aber eine Erklärung ab für verschiedene Erscheinungen und verdient deshalb erläutert zu werden.

Durch die Vorstellung nämlich, dass das Schilddrüsensecret etwa dem Abbau der in den Gewebszellen vorhandenen stickstoffhaltigen Nährstoffe vorstehe, würde uns verständlich werden, wieso die Einverleibung von Thyreoglobulin die Vermehrung des Harnstickstoffes verursachen kann.

Ferner liesse sich auf Grund dieser Auffassung eine etwas präcisere und anscheinend ungezwungene Erklärung abgeben für die sowohl nach künstlich herbeigeführtem als auch nach krankhaft erfolgtem Mangel der Schilddrüse auftretenden Symptome. Die vielbesprochenen «Giftstoffe» nämlich, welche dafür

---

1) Roos, Zeitschr., f. physiol. Chem., Bd. XXI., S. 19.

2) Derselbe, Zeitschr. f. physiol. Chem., Bd. XXII, S. 16.

3) Magnus-Levy, Zeitschr. f. klin. Med., Bd. 33, Heft 3. u. 4.

4) l. c.

verantwortlich gemacht wurden, sind möglicher Weise nur Produkte des intermediären Stoffwechsels, welche in der Norm durch die unter dem Einfluss des Schilddrüsensecretes stehende Lebensthätigkeit der Gewebe gar nicht zur Entstehung kommen, bezw. sofort nach ihrer Bildung aus ihrem labilen Gleichgewicht fallen oder durch Vereinigung mit anderen Componenten für den Organismus unschädlich gemacht werden. Ich erinnere, um ein Beispiel zu gebrauchen, das meinen Gedanken illustrirt, an die eminent giftigen Cyanverbindungen, welche im Stoffwechsel intermediär auftreten sollen, normaler Weise aber sofort nach ihrer Entstehung in unschädliche Produkte umgewandelt werden. Es ist nun denkbar, dass in Folge des mangelnden Reizes des Schilddrüsensecretes gewisse intermediäre Stoffwechselprodukte nicht weiter zerstört werden, sondern als solche im Organismus verweilen und Intoxicationen hervorrufen. In welcher Weise aber dieser Reiz auf den Organismus zu Stande käme, ob unmittelbar auf die Gewebe, oder durch Vermittelung des Nervensystems, ist eine Frage, über welche das Experiment allein zu entscheiden vermöchte.

Selbstverständlich wäre es unrichtig, in dieser Auffassung mehr als einen Versuch zur Erklärung der Function der Thyreoidea zu sehen, fehlen uns doch die experimentellen Belege, die einzige Grundlage einer kategorischen Beweisführung.

Diese Erklärungsweise scheint mir aber mehr Begründung in analogen und überhaupt in den allgemeinen physiologischen Vorgängen des Organismus zu finden, als etwa die Annahme einer direkten chemischen «Neutralisation», resp. Entgiftung der «Giftstoffe» durch einfache chemische Verankerung mit einem von der Thyreoidea aus der Blutbahn aufgenommenen Körper, z. B. Jod, oder mit einem durch Vermittelung der Drüse entstehenden Produkte, etwa dem Thyreoglobulin. Verlaufen doch, wie uns zahlreiche andere Erscheinungen lehren, die chemischen Processe im Organismus nicht nach so einfachem Muster.

Hätte nun die Schilddrüse einen regulatorischen Einfluss auf die Stoffwechselvorgänge, so wäre in Anbetracht dessen, dass schon geringe Dosen eine ganz erhebliche Vermehrung des Harnstoffes zur Folge haben, zu erwarten, dass die Drüse nur sehr geringe Mengen ihres Secretes in die Blutbahn ergiesse.

In der That scheint aus den histologischen Beobachtungen hervorzugehen, dass der Secretionsvorgang in der Schilddrüse für gewöhnlich ein nicht allzu reger ist.

Dass das Thyreoglobulin gleichzeitig mit der Ausübung seiner Function zu Grunde geht und Jod abgespalten wird, ist sehr wahrscheinlich, erhellt auch aus der Thatsache, dass nach Einverleibung grösserer Mengen desselben Jod im Harn auftritt. Unter gewöhnlichen Verhältnissen wird aber das abgespaltene Jod, welches in der Blutbahn kreist, mit dem Blutstrom wieder in die Schilddrüse gelangen und dort wieder zurückgehalten werden, wie ja die Schilddrüse bekanntermassen die Fähigkeit hat, das in die Blutbahn eingeführte Jod aufzuspeichern. Das in die Schilddrüse zurückgekehrte Jod wird zum Aufbau neuer Mengen von Thyreoglobulin verwendet, so dass das Jod im Körper einen Kreislauf vollbringt. Es ist daher leicht zu begreifen, dass nach länger währender Zuführung jodfreier Nahrung das Jod den Organismus nicht vollständig verlässt, oder wenigstens nur in sehr geringer, mit unseren Hülfsmitteln nicht nachweisbarer Menge.

Mit dieser Erklärung steht nicht in Widerspruch die Thatsache, dass, wie soeben bemerkt, nach Einverleibung grösserer Mengen von Thyreoglobulin Jod im Harn auftritt, denn wir können uns leicht vorstellen, dass, wenn die Menge des im Blut kreisenden Jods ein gewisses Maass überschritten hat, die Resorption desselben durch die Schilddrüse mit der überreichlichen Zufuhr nicht Schritt halten kann und ein Theil des Jods, der unter Umständen ganz beträchtlich sein kann, zur Ausscheidung durch die Niere kommt, ähnlich wie ja auch nach Einverleibung eines grösseren Quantums von Zucker Glycose (alimentäre Glycosurie) in nachweisbarer Menge im Harn auftritt, während normaler Weise Zucker nur in Spuren darin vorkommt.

Nun stellt sich die Frage, ob mit der Bereitung des Thyreoglobulins die Function der Schilddrüse erschöpft ist, oder ob die Schilddrüse nebenher noch eine andere Aufgabe hat, ähnlich wie die Leber und das Pankreas, welche ja neben der Bereitung der Galle bezw. des Pankreassaftes noch andere Functionen ausüben.

Zur Beantwortung dieser Frage fehlen uns aber die experimentellen Belege;[1]) Positives wissen wir noch nichts darüber, wir könnten uns, wollten wir in dieser Frage Stellung nehmen, nur in hypothetische Erwägungen verlieren.

Dass die Function der Schilddrüse eine sehr verwickelte ist, das zeigen uns ja schon die Befunde an den Kröpfen, und besonders der Umstand, dass die Drüse bisweilen ein jodfreies Thyreoglobulin enthält, das die bisher erprobten physiologischen Eigenschaften dieses Körpers nicht besitzt, ohne dass die Träger dieser «eigentlichen» Thyreoglobulins mangelnden Drüsen, ausser der Struma, noch allgemeine pathologische Erscheinungen darbieten, von der Art etwa des Myxödems, des Cretinismus oder der Tetanie, während wir ja gerade vermögen, das Myxödem durch Verabreichung von (jodhaltigem) Thyreoglobulin zum Verschwinden zu bringen, d. h. wir das Fehlen des Thyreoglobulins für die Entstehung des Myxödems verantwortlich machen müssen.

[1]) Von der rein mechanischen Function der Schilddrüse, wie sie in neuerer Zeit v. Cyon auffasst, sehe ich hier ab.

M. DuMont-Schauberg, Strassburg i. E.

FSC
www.fsc.org
MIX
Papier | Fördert
gute Waldnutzung
FSC® C083411

Zeitfracht Medien GmbH
Ferdinand-Jühlke-Straße 7
99095 Erfurt, Deutschland
produktsicherheit@kolibri360.de